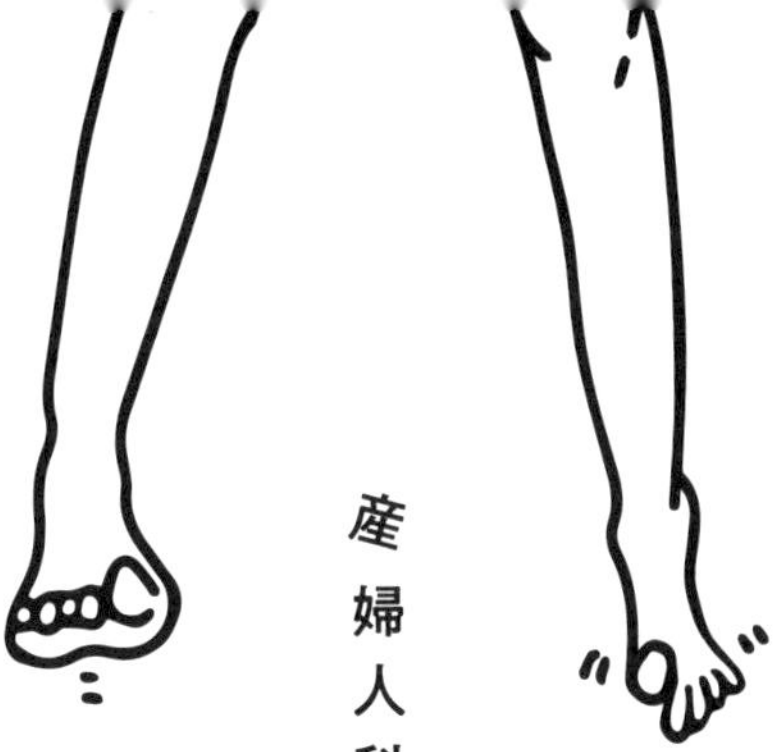

産婦人科 #MeToo

イ・ウネ
大島史子 訳
早乙女智子 監修
沢部ひとみ 解説

ajuma books

레즈비언의 산부인과

LESBIAN UI SANBUINGWA by Lee Eunhae

This book is published with the support of
the Literature Translation Institute of Korea(LTI Korea).

プロローグ

苦手なのは私だけ？「産婦人科」？

チョ＝パク・ソニョン

女性は一生のうち何回、どんなとき、どんな理由で産婦人科に行くのだろう。

初めて産婦人科に行ったのはいつだったか。「妊娠」が理由でなかったのは確かだ。それにしても「産婦人科」に関する記憶を手繰っていると、ひどく嫌な気分になってくる。結婚して子どもを産むことになり、そこそこ平気で産婦人科に通うようにはなったが、それでもいまだにとりわけ行きたくない病院の一つだ。

考えてみると、結婚前と後で私の産婦人科への態度は極端に変わっていた。結婚前は産婦人科に行くこと自体が恐怖と羞恥心を伴っていたのに対し、結婚後はだいぶ堂々として、特に何も気にならなくなった。さてその理由は？「産婦人科」という名称に答えがある。

書いて字のごとく、妊娠した女性や結婚している女性たちだけを医療の対象とするかのようなその名称、産婦人科〔訳注・「婦人」は日本語で成人女性の意だが、韓国語では既婚女性をさす〕。

この本の原稿を初めて読んだとき、私は10代、20代だった自分が「産婦人科」をめぐって味わった不快な経験を容易に思い出すことができた。昨日のことも先月のことも忘れてしまうのに、数十年前の経験があまりに自然とよみがえったのだ。

本書のタイトルは『レズビアンの産婦人科』〔訳注・本書の韓国語原題〕だが、実際異性愛者で既婚女性である私も、レズビアンとしてアイデンティティを確立したばかりの彼女たちと同じ悩みと経験を共有していた。産婦人科が苦手で、産婦人科で聞かれたことに答えるのは冷や汗が出るほど難しく、困らせられた。

それほど女性たちが産婦人科で受ける質問は難しい。この本では特に「性関係の有無」が診療にどう影響するのか、患者である女性たちに一度もちゃんと説明されていないことに焦点を当てている。女性たちはこの苦手な質問にどう答えればよいのか、公式の場でしっかりと説明を受けたことが一度もない。家庭でも、学校でも、病院でも、どこでもだ。しかし「性経験」について問われても「ない」または「ある」と単純に答えられるものだろうか。「女性」が——それがセクシュアリティであれジェンダーであれ——性的に「経験」を持つとは、いったいどこまでを含めた話なのか。これは学者たちが論戦と討論を重ねながらいまだ合意に至っていない問題ではないか。

単に男性器＝ペニスが挿入される（フェミニストの間では男性中心的な「挿入」よりも「吸入」という表現を使用するのが大勢だが、ここでは社会通念が依然として女性を中心としたセックスを想定できずにいることを強調するために、こちらの表現を用いた）セックスをしたか、しないかという質問だったら？「挿入セックス」自体が産婦人科診療に決定的または重要な変数となるなら、むしろ具体的・直接的に尋ねたほうがよいのでは？なぜ遠回しに難解な聞き方をするのだろうか。ようやく家庭と学校から外の社会に出て、女性としてアイデンティティを確立したばかりの誰もが共感するだろう。「性経験がありますか？」と質問された女性たちが、ありとあらゆる考えをめぐらしてしまう複雑な心境に対して。

健康への関心がぐんと高まった昨今だが、昔も今も女性たちが集中的に受けなくてはならない医療サービスが女性にとってとりわけ難しく、はっきりとせず、さらには不親切で不快ですらあるということが、何を示唆するのか。成人女性でさえつきそいなしに一人で産婦人科に行くことが気まずく、みじめですらあるのはどうしてか。産婦人科は行きやすいと、いつでも気軽に通えると言える女性がどれほどいるのか。この問いはしかし、この本を手に取った読者たちと共感の輪を作りあげる出発点にすぎない。

著者からの問いとメッセージはまた別にある。

第一に、女性が男性と生物学的に違うためとはいえ、管轄する医療サービスがなぜ「産婦人科」という一つのカテゴリーですまされてしまうのか。この医療サービスは誰にとって合理的で妥当とされるのか。この問いを通じてはっきりと見えることがある。「産婦人科」として分類される現医療サービスが女性ではなく、女性が産む子どもを中心に、それがあたかも自然なことかのように、医学的社会的に管理されているという現実だ。妊娠と出産以外の理由で産婦人科を訪ねる女性たちが、いやおうなく気まずい思いをさせられるわけだ。しかし本当に妊娠と出産をきちんと管理するためには、女性たちが妊娠と出産に至る前から拒否感なく気軽に自分の健康を管理できなくてはならない。そんなしごく当然の真実が無視されている。この真実は現在全世界で底打ち状態の低出生率と、果たして無関係といえるだろうか。

第二の問いは「性経験が健康に及ぼす影響は、医療的にどう扱われているのか」だ。男性も主に泌尿器科で「性経験の有無」を聞かれているだろう。彼らは悩むだろうか。性経験が「挿入」を中心に意識されている男性たちにとって、この質問は不快で難しいだろうか。「マスターベーションはしたが性経験はない」と話す程度の気まずさが想像されるにすぎない。ならば女性は？　女性も同じ回答をすればすむのだろうか。女性とセックスする女性たちは？　「挿入」が「オルガズム」や「性関係」の必要十分条件ではない女性たちにとって、「性経験」はある、ないと単純に答えられるものではない。それは非常に広範囲な、新しい方向へ進んでいく物語なのだと、レズビアンであるこの本の著者とインタビュイーたちが教えてくれる。男性たちの介入が絶対的に不要なこの物語を出版しようと決心したのはそのためだ。

そこから興味深い課題も発見できた。かなり前から女性たちを中心に、「産婦人科という名称を女性医学科に変更しよう」という社会的要求があったというのだ。２０２０年には青瓦台《チョンワデ》国民請願に上がって４万筆を超える署名が集まり、「医協新聞」という媒体では「産婦人科→女性医学科、名称を変更してください！」と題した記事でこの件を詳細に取り扱った。２０２１年の「ヘルス朝鮮」では男女の脳の構造と生物学的な違いをしっかり研究すべきとして「脳の構造が違う……女性医学、男性医学分離すべきか？」という記事が出た。検索ポータルサイトで「女性医学」と検索すれば、ウィキペディアなどにその概念が紹介されている。今回、２０２２年の大統領選挙ではある候補が出した多数の公約に「産婦人科を女性医学科に名称変更する」が含まれていた。しかしその候補は大統領になれなかった。20代、30代女性から圧倒的な支持を受けたにもかかわらずだ。

このように社会的要求があり、その要求がメディアを通じて再びスポットライトを浴び、政治的な流れまで加わったことで、少しずつ変化は起きている。「女性医学科」「女性医学」という名称が使われるようになったのだ。江原道《カンウォンド》インジェの保健所に「女性医学科」が開設され、ソウル江南《カンナム》のある病院でも「女性医学研究所」が新たに設立された。とは言え依然として「妊娠」と「出産」に焦点を当てているようで、その点は非常に残念だ。

しかし女性家族部が人口家族部となる運命に置かれた現時点で「女性医学」という名称が市民権を得つつある事実は、幸いを通り越して希望となるほかない。いつの時代も常に、女性にとっては「成功」より「生存」が優先課題なのだから。特に若い女性たち、そして女性を愛する女性たちに軽やかに接し、しっかりと寄り添ってくれるよう願いながらこの本を作った。

さあ、女性を愛する女性たちの性経験と「産婦人科」がいかに不快に結びつくか、共感の準備をしてページをめくっていただきたい。予想を裏切る愉快で明るいエネルギーに驚かれることだろう。またレズビアンでなくとも共感し、読んで正解と思われるはずだ。もし今この本を開いているあなたがレズビアンなら、ああよかったと思われるだろう。よかったという安堵感は、「私だけじゃなかったんだ」という強い慰めと共感のユリイカ（発見）だ。

そのユリイカを味わってほしいと願いつつ……。

つけ加えるなら、30代、40代以上のレズビアン女性たちのインタビューが載っていないことが惜しかった。レズビアンとしてアイデンティティを確立したばかりの若い女性に、この社会でレズビアンとして生き残り老年を迎えようとする彼女たちが、温かな助言を与えることができたらどんなによかったろう。互いを温かく見つめるレズビアンの、世代間の物語が後に続いてくれたなら。もちろん、イフブックスの門はいつでも広く開いている。

産婦人科 #MeToo　もくじ

プロローグ　苦手なのは私だけ?「産婦人科」?　チョ=パク・ソニョン　003
はじめに　性関係? 経験? ありますか?　014
登場人物紹介　女性を愛する女性　023

第1部　訪問と検査　029
差別しない「いい病院」を探しています　030
性関係の経験がありますか?　046
ストップウォッチと歩数計のセックス　061
「屈辱椅子」ではなく「診療椅子」　073

第2部　女性の体　083

処女膜念書 084
本物の女性 104
自分の体を知らない女たち 109
NO産婦人科、YES女性医学科 118
行き場のない女性たち 125

おわりに

どこからどこへ行くのかわからない彼女たち 132
感謝の言葉 136
参考資料 138
日本の読者のみなさんへ　**イ・ウネ** 139
翻訳者あとがき　**大島史子** 142
『産婦人科#MeToo』に寄せて　**早乙女智子** 146
解説　**沢部ひとみ** 151

カバーデザイン・イラスト　AL13 妹尾亜留美
本文レイアウト　松田行正+金丸未波
本文DTP　NOAH
校正　鷗来堂
編集　小田明美

性関係？　経験？　ありますか？

「レズビアンが産婦人科に行く確率はどのくらいか？」

皆さんはこの質問にどう答えるだろう。実を言うと答えは重要ではない。この質問自体にも意味はない。ちょっと考えただけでも、ずいぶんおかしな質問だと気づくはずだ。それでももし0パーセントに近いとか、あるいは0パーセントだと考えたなら、あなたは産婦人科を妊娠と出産だけを扱うところとみなし、レズビアンには関係ないと思っている可能性が高い。だとすれば、これからの話はあなたにとって絶対必要となるものだ。

この質問について考えるようになったのは20歳のときだ。私は国家健康診断の対象となり、診断項目には子宮頸《けい》がん検査が含まれていた。何も考えずに電話をかけた病院で問題が発生した。「子宮頸がんの検査は受けますか？」と聞かれ当然受けると答えると、看護師は私に「性関係の経験はありますか？」と尋ねた。どう答えたものかと混乱してしまった。なぜかって？　私はレズビアンだから。

ウネ：「性関係の経験はありますか？」って聞かれたとたん、頭の中がぐちゃぐちゃになったんだ。何なの？　レズセックスも含むの？

エルモ*：そう、考えちゃうよね。えっと、ちょっと待ってくださいね……とか言いながら。

ウネ：そうだよ。「ああ、この国はまだそこまで進んでないしな……」って一人で考えこんでた。結局やっぱり異性愛のことだよなと思って「いえ、ありません」って言った。そしたら「あ、それなら検査の必要はないですよ」だって。出たよ、この状況。「ええぇ？

＊　インタビュー参加者のうちの一人。インタビュイーたちは次のパートで紹介する。

受けなくてもいいの？　ほんとに？」って。

エルモ：疑っちゃうよね。

ウネ：受けなくていい感じだけど、そう言われるとまた受けなきゃいけないような気もして……。ネットで調べてみた。「子宮頸がん検査　レズビアン」って……（笑）。そしたら噂ばっかり出てくるんだよ。「自分と寝た女が一度でも男と寝たことがあるなら受けなきゃダメ」なんて話も出てきて……。

エルモ：え、指でするのに？

ウネ：それが口でも感染するんだって。でもそれも噂でさ。正確な情報じゃないんだよ。

エルモ：もし感染者が口でしないタイプなら、大丈夫ってこと？

ウネ：それも気になってくるよ。

エルモ：逆にわかってることって何？

エルモの言うとおりだ。私たちにわかっていることは何だろう？　私たちは何も知らず、アクセスして得られる情報もない。一方で病院はわかっているのだろうか？　わからないとしたら、なぜわからないでいるのか、なぜ研究しないのか知りたい。もしわかっているなら、なぜ私たちに言ってくれないのか、混乱してさまよう私たちをなぜ助けてくれないのか……。「なぜ」という問いにこもった怒りが収まらない。

病院において性関係の経験有無とはいったい何を意味するのか？　同性との性関係も含まれるのか？　それとも妊娠の可能性を聞いているのだろうか？　検査用の器具が挿入されるからだとしたら、挿入するマスターベーションをしたことがあればかまわないのでは？　月経カップやタンポンを使っている人は？　そもそも性関係の経験有無が検査に何の意味を持っているのか。性関係の経験があると言えば、男性との性関係と誤解され誤診につながる可能性があるし、ないと言えば性関係についてのすべてが除外されてしまうようで怖い。そのためこの出発点、「性関係の経験有無はいったい何を意味しているのか？」

という問いは、さらに多くの問いを呼び起こす。

ウネ：この問題に関する資料を集めようとしたんだけどさ。医療研究や処方箋みたいなものって全部体重70キログラムの成人男性を基準にできてるって知ってた？

エルモ：え……。

ウネ：しかもそこに東洋人男性は含まれていない。

エルモ：人種差別も受けてるし性差別も受けてるわけね。

ウネ：すべてが異性愛白人男性中心なんだよ。

リサーチを始めるやいなや、指先をちょっと動かしただけで知ることとなった。異性愛白人男性中心社会を生きる今日、医療産業においてさえレズビアンと女性は徹底的に排除されてきたことを。私がわずかな努力で十分これに気づくことができた一方で、医療産業は女性に対してわずかの努力も見せようとしない。

もしこの問題について「信じられない、根拠を出せ。どこにある？」と言われるなら、私があえてここで述べるまでもなく、優秀な女性が相当に分厚い本で理路整然と論じている。そちらをぜひ一度読んでほしい。キャロライン・クリアド＝ペレス著『存在しない女たち』だ。全463ページのこの本は、私たちが男性中心社会でいかに排除されてきたかを広範囲の統計、資料と豊富な事例で示してくれる。この本だけでこの世界がどれほど異性愛白人男性中心社会であるか十分に説明できる。もしここで韓国がどれほど男性中心に傾いた社会であるかと根拠を提示していたら、この本は百科事典より分厚くなってしまうだろう。

この本を書くため「産婦人科」について女性と話すたびに、決まって衝撃的なことを聞かされた。社会的にタブー視されたこのテーマで話したい人がいるのだろうかとずいぶん気を遣った。しかし一度口を開き始めた女性たちからは多くの体験談があふれ出て、私はそれらをしっかり記録しようと必死だった。世に出すべき話がこんなに多かったとは。あなたがこれから読むのは、そんな多くの体験談の一部にすぎないことを明らかにしておく。

この本のために複数の方法で女性たちと経験をわかち合った。まずはアンケート調査だ。女性たちの産婦人科訪問経験についてのアンケート調査はすでに他の団体や機関で実施され、結果がインターネットで公開されているが、独自にアンケート調査をした理由の一つは女性たちの中でも特にレズビアンに焦点を当てたためだ。レズビアンは産婦人科にどれほど訪問しているのか、その目的は何かが知りたかった。彼女たちが産婦人科で聞かれる「性関係の経験有無」についてどう考えているのか、可能な限りたくさんの意見を聞きたかった。21名のレズビアンがこのアンケート調査に応じてくれた。アンケート調査というには相当乏しい数字だが、21名のレズビアンたちの応答はこの本の足場となり、私の原動力となった。

次は匿名で行う集団インタビューだ。9名の匿名レズビアンが集まって話すことになった。主にアイデンティティの問題意識を呼び起こす言葉と質問を筆者が投げかけ、参加者たちには自由で気軽な対話をつなげてもらった。さまざまな話と、多少きつい表現が行きかった。情報を共有し、怒りを表出するだけでなく冗談もかわして笑い合いながら、互いに共感して語り合った。

最終段階は個人へのデプスインタビュー（深層面接法）だ。5名の女性たちと語り合った。それぞれの経験を聞き、彼女たちの怒りと悲しみ、息苦しさを発見した。インタビューを行う中で、私は自分の感情が怒りと悲しみの間にあると思っていたが、実は悲しみのほうにより近かったようだ。この時点で私はこのテーマについてそれなりに調べて学んでおり、（この問題がどれほど深刻であるかを）ある程度わかっているつもりだったのだが、他の女性たちの話を聞けば聞くほど何もわかっていなかったと気づかされた。ショックを受け悲しくなるようなことはこれ以上あるまいと思っていたのに、この広い世間で本当にいろいろなことが起こっていたのだ。

異性愛男性中心社会のために、医療産業においてすらレズビアン女性は不快な思いをさせられ、不当な待遇を受けた。これらは単に個人的な問題、私的な問題とみなせるものではない。女性たちが自身の性器、からだ、身体、セックスについての話を恥ずかしいものと思わないよう願う。すべての女性が産婦人科に問いを投げかけ波紋を呼び起こすことが、私の執筆の現実的な目標であり意義でもある。静まりかえった水面に小さな石を投げ入れるだけで、波は遠くまで広がっていく。この本が小さな石になれたなら、それだけでも価値あることだ。すべての女性が否定的な視線から解放され、不快さも恐ろしさもなく気軽に自身の健康を守ることができたなら。個人の私的な経験でしかないという理由で、または神聖でないという理由で黙殺されてきた女性たちの声は、ここから発せられる。

女性を愛する女性

私がいくら「彼氏」の代わりに「恋人」という言葉を使い、私の恋人の姿を一度も見せることなく、私の恋愛対象の性別を特定せずに話しても、異性愛がすべてと信じるこの世ではみんな私が男とつきあっているものと考えている。こんな世の中で女性を愛する女性として生きていくことは……正直特別なことではない。ドラマチックなこともない。ただある人が別の人を愛するというだけで、何が特別だというのか。

と、書きながらしばしばためらっていた。まったく複雑なことだが、アンビバレントな感情が湧いたためだ。私たちに向けられる視線には社会の偏見がこもっている。だからその視線を振り切って愛し続けよう、この切ない愛は尊くて特別なものなのだ……と考えながらも、この考えが間違っているのではと思ってしまう。異性愛者に対して「あんたたちの異性愛と同じ愛なんだ」と言いたいが、一方で私たちの愛のほうがより切ないと思ってしまうのだ。だからクィア映画ではセクシュアル・マイノリティを切なく悲しい愛とともに描写するのではないだろうか。たとえば社会の視線や偏見、または差別的な両親のせいで本当に愛する恋人と別れざるを得ない、というような。(実際そんな事例が多いのは確かだが)。だから私は特別なことにしたくない。私たちは切なくて特別だ、とは言いたくない。あいにくなことに切なさとは、決して愉快なものではない。

数日前、年上の女友だちと歩きながら愚痴るように話し合ったことがある。大多数の異性愛者の友人たちは彼氏と結婚すべきか否かを悩んでいるが、私はこの人と結婚するかどうかより(この国を出ない限り私たちは結婚できないのだが)私たちの関係を誰かにばらされやしないか、私たちが手をつないで歩くのを他人から変に思われないか、レズビアンだからとののしられはしないかと悩んでいるのだ。

なぜこんな話をするかというと、私のインタビュイーたちが全員女性を愛する女性だからだ。この本では前述のデプスインタビューに応じた5人の話が中心となる。このあと彼女たちの愉快な冗談と真剣な怒りと向き合うことになるが、まずは彼女たちの簡単な自己紹介を！

サグァ（22歳／女性／レズビアン）

こんにちは。レズビアン生態系から世間を知った「骨までレズ」のサグァです。私が女性医学科で経験したいやなことは、他の女性たちも経験してきたそれこそ「当たり前の」ことだと思っていました。でもインタビューを通じて、私が医療陣から受けた不快な質問が決して当たり前のことではないのだと気づきました。そして患者がレズビアンかもしれないという前提がないために、こんな質問がされるのだと思うようになりました。どこにでもいるレズビアンたちの存在がこれ以上消されることのないように、互いに尊重し合う世界が早く実現すればよいと思います。

ジュニ（2X歳／女性／レズビアン）

女が大好きな20代レズビアン、ジュニです。（ドキュメンタリー作品「破っちゃっていい？」のタイトル提案者でもあります*）。最大の関心事は常に女です。女を愛する女として、女性たちの声にいっそう関心を持つようになりました。これからもずっとこうして生きていきます。

エルモ（2X歳／女性／レズビアン）

こんにちは。2X年間女性だけを愛してきた、骨の髄までレズビアンらしい人生を送って来た者でございます。私と似た経験と考えを持った、この小さいけれど広い国土に生きるレズビアンの皆さまに、心からの慰めと軽いユーモアを込めた言葉を手加減なしに伝えられたらと思います。よろしくお願いいたします。

フォト（2X歳／女性／バイセクシュアル）

私はフォト（20代、求職中）です。バイセクシュアルで、アンケートや心理テストを受けるのが好きで、友人や親戚、通りすがりの人の課題・研究用のインタビューにも答えています。読者のみなさんの中にインタビュイー／アルバイト代打／一緒にご飯を食べる人が必要な方がいらっしゃったら私をお呼びください。すぐ行きます。

タンス（2X歳／女性／レズビアン）

こんにちは、タンスです。昨年の秋、私がちょうど毎週産婦人科に通っていたころ、ウ

＊　筆者が2021年に制作した、本書と同じテーマの27分のアニメーションドキュメンタリー。韓国芸術総合学校の放送映像学科第17回卒業&定期上映会で上映された。

ネがレズビアンの産婦人科経験をテーマにインタビューの準備をしていると知りました。レズビアン女性としての経験を共有しようと喜んでインタビューに応じ、おかげで私も誓いを新たにすることができました。女性の身体がどんな理由からも振り回されることなく、女性である私が完全に安心して暮らせる脱家父長社会を創り出してやる、という誓いです。Jot gotten Patriarchy（まったく理解できない家父長制）の中で異性愛中心的なシステムを批判する、すべてのレズビアン女性のみなさんを応援します！

今ハマっている趣味をみなさんにもおすすめしておきます。ぜひボルダリングをやってみてください。

第１部

訪問と検査

差別しない「いい病院」を探しています

タンス：私は（産婦人科に）今年行った。最近1、2カ月の間に3、4回くらい行ったかな。

ウネ：かなり頻繁に行ったんだね。

タンス：治療のためにね。膣炎があったから周期的に行ってたんだよ。実は最初に行ったのは性病検査のためだったんだけど、そのときは時間がなかったから検査だけさっさとすませようと思って一番近い産婦人科に行ったんだ。

初めてだったから受付しようと案内デスクで待ってたら、（看護師が）相談室に案内してくれてさ。ロビーから軽く分離された相談室で、それも完全に閉鎖的でもなくて、やや不透明なガラスみたいな？　ちょっと開放的で、安心感があるとまではいかなくても何か、ああ……ちょっと安心できる雰囲気を作ろうとしてるんだなって。そんな感じ。

ともかくそこで結構長く相談した。相談室では相談看護師と私の二人だけで向き合って座ってたんだけど、看護師さんは私の個人情報や診療目的を知る必要があるから、質問票を渡してどうして来たのか尋ねて、私はもう何も隠さずに答えたんだ。性病検査に来たって。そしたら性関係の経験はあるかって聞かれた。それで、あるんだけど、相手の女性とセックストーイを共有したから間接的な性器の接触があって、その女性がなぜか私に性病検査を受けてみなってすすめるから来た、って答えたよ。

タンスは膣炎と性病検査を理由に病院に行ったと言う。タンスの話は私にとって多少衝撃だった。タンスは私がインタビューをした女性たちの中で唯一、産婦人科で肯定的な経験をしていた。さらにインタビューイーたち、いや私の周囲の女性全員の中でも、女性との性関係を病院で率直かつ具体的に打ち明けた数少ない例だった。

特にタンスは、オープンデスクとは別の相談室という空間で詳しく話をすることができ、その相談室が多少安心感を与えてくれたと言った。それを聞いて考えた。もし私も別個の相談室があるところに行って相談したならば、すべて打ち明けてきちんと診療を受けることができただろうか。医療従事者ではない人々の視線から逃れることができるだろうが、それでも難しいのではないかと思う。

なにせ初対面の相手に自分がレズビアンであると明かすのは、簡単なことではないのだから。

タンス：そんな感じで全部ありのまま説明したんだけど。相手がすごく当惑するかもしれなかったし、どう反応するかわからなかった。でもまずは正確に伝えないと助けてもらえないから。

タンスの最後の言葉はそれ自体重要だ。正確に伝えなければ必要な助けを得られない。そうしなければきちんとした治療が受けられない。性関係の有無を尋ねられ、男性との性関係のことだと考えて「性関係なし」と答えれば、誤診の可能性を念頭に置かなくてはならなくなる。性関係に関するすべての疾病を、「あなたには該当しないだろう」と除外されてしまうのだから。

もちろん逆の事例もある。私が膣炎で産婦人科に行ったとき、いつもどおり性関係の有無を尋ねられた。男性との性関係はないが女性との性関係はあるので、何の追加説明もなくただ「あります」と答えた。検査が終わったあと、先生は「彼氏と関係を持つときは必ずコンドームを使って、清潔にしてください」とおっしゃった。「先生、私の体に男性器が入ってきたことはないんですよ」と言いたくてしかたなかったが、私にできたのは「わかりました」と答えて薬を受け取り、家に帰ることだけだった。「ちゃんと診療してもらえたのかな」という思いに包まれてしばらく不安に過ごし、この上ない無力感を覚えていた。さまざまな可能性を想定できない間違った病院システムと診療体系が、女性たちをこうして悩ませ、苦しめている。

「差別しない病院に行けた」という理由でよかったと喜ぶ。皮肉ではないか。女性たちは互いにどの産婦人科がよいか情報を与え合う。居心地よく安全な雰囲気で「ちゃんと」治療してもらえる産婦人科を探して孤軍奮闘している。ときには聞き込みと終わりなきリサーチで探し当てたよい病院へ、診療のために3、4時間かけて通うこともある。

人間らしい尊厳と価値、幸福を追求するための基本的な権利の一つが健康権だ。保健医療基本法は「すべての国民は法律が定めるところによって自身と家族の健康に関し国家の保護を受ける権利を有し、性別・年齢・宗教・社会的身分または経済的事情などを理由に自身と家族の健康に関する権利を侵害されない」と規定している。しかし果たして女性たちは、自身の健康権を侵害されていないと確信できるだろうか。すべての医療関連研究結果と処方箋が男性を基準としていることは言うまでもない。*1 ところが私たちは処方箋を受け取る前からただ若い女性であるという理由で、女性を愛する女性であるという理由で病院に行くこと自体をためらっている。まともな診療を受けられない苦痛と健康権侵害は羞恥心を覚える私たち自身のせいなのか、それともこの認識と視線を生み出した社会と国家の責任なのか。２０１４年の「韓国ＬＧＢＴＩコミュニティによる社会的欲求アンケート調査」を見ると、回答者の47％が、医療機関でセクシュアル・マイノリティを差別・排除する事態がしばしば、またはしょっちゅう起こっていると答えた。実際このために、レズビアンの患者たちが産婦人科の診療やがん検診を受けない傾向にあるという。[*2]

ウネ：風邪を引いたからって「風邪をちゃんと治療してくれる病院」を探したりしないよ

＊1　Baird KL.1999; The new NIH and FDA medical research policies: targeting gender, promoting justice. J Health Polit Policy Law. 24:531-565. DOI: 10.1215/03616878-24-3-531. PMID: 10386326.
Wenger NK. 2004; You've come a long way, baby: cardiovascular health and disease in women: problems and prospects. Circulation. 109: 558-560. DOI: 10.1161/01.CIR.0000117292.19349. D0. PMID: 14769673.

＊2　性的指向・性別アイデンティティ法政策研究会（２０１４）「韓国ＬＧＢＴＩコミュニティ社会的欲求調査最終報告書」韓国ゲイ人権運動団体「友人関係」

ね。わざわざ「風邪差別」をしない病院を探したりしないじゃん。

エルモ：「私は女性なんですけど、風邪を引いてしまったんです」（笑）「差別しない病院を探しています」なんてね。

ウネ：「私はクィアなんですけど、風邪を引いてしまったんです。クィア差別をしない病院を探しています」……。

フォト：膣炎なんてほとんど風邪のレベルで、体調が悪いから病院に行こうってだけの話なのにさ。風邪引いたから風邪をちゃんと治療してくれる病院に2時間かけて行かなきゃいけないなんてあり得ないよね。これめちゃくちゃ腹立つ。

ウネ：そうやって調べて調べて調べまくって見つけなきゃならないなんてね。

エルモ：「風邪かもって思ったらすぐ内科に行け」ってよく言われるじゃん。なのになんで産婦人科はこんなに行きづらくなってんの？

最近体調が悪くて、風邪を引いた。耳鼻咽喉科に行かなくてはならないが、私が女性とつきあっていることについて偏見を持たない耳鼻咽喉科があるだろうか。病院ごとに私が風邪なのかそうでないのか言うことが違うので、どの病院の診療があっているのか調べなくては。医師に女性とつきあっていて風邪を引いたと告げるのが怖い。ひょっとすると「若い女性がなぜ耳鼻咽喉科に来たのか」と責めるような目で見られるかも。身持ちの悪い子だと思われたらどうしよう？　私が耳鼻咽喉科に行きたいと言ったら、お母さんはなんて言うだろう。「若い女性がそんなところへ行っちゃいけない、勝手に治るはずだから」って言うだろう。お母さんに知られないように遠い病院に行かなくちゃ。

この文章には違和感を覚える。ふだんこんなふうには考えないからだ。ならば産婦人科と耳鼻咽喉科はどう違うのか。ただ診療する身体の部位が違うというだけで、ここまで大きな差が生じるものだろうか。私たちは風邪を引いても、偏見がなく、安心できる雰囲気で、気まずい視線を浴びることなく風邪の診療を受けられる病院をそこまで熱心に探したりはしない。ただ近くの耳鼻咽喉科に行くだけだ。

その点でタンスは「運のいい人」、私は「運の悪い人」に該当する。私のレズビアンというアイデンティティを明かしても大丈夫な、驚いたりせず自然に受け入れてくれる「クィアフレンドリーな」産婦人科、少しでもオープンマインドに見えるところ、そして医師が女性であるところを探して長いこと悩み、さまよい、往復4時間の距離にある産婦人科に通う私は運が悪かった。そしてここにもう一人、運の悪い人がいる。

サグァ：生理が来なかったから行ったんだけど、そこでちょっと屈辱的なことがあったんです。インフォメーションデスクの人たちが、私が初診だからって小部屋に通して性関係の有無を尋ねて、私はないと答えたんだけど、そのとき一緒に来ていた母が「何、どうしたの？」って小部屋までついてきたんです。

だからちょっと、母の前だったし「な、ないです!」って強めに否定して、そしたらインフォメーションデスクの人たちも「こうこうこういう理由で、診療のためにお嬢さんにうかがったんですよ」って母に説明するもんだから、「いや、それお母さんに言っちゃうならどうしてわざわざ私を小部屋に連れてきたの?」って思っちゃいました。

それと、そのとき私は当然男性との関係を尋ねてるんだと思って、ないと言ったんだけど、もしあったとしても母の前では正直に答えられなかったんじゃないかと。いっそ診療室に入ってから診療前に医者が直接聞いてくれればいいのに。そうしてくれればよかったのに、オープンすぎる受付わきの小部屋で、みんなが見てる場所でそんなふうに聞かれて、気分よくはなかったです。

サグァは生理が止まったため産婦人科に行った。「屈辱的な」と描写するほど産婦人科に相当のトラウマを持っていた。ところでサグァにもタンスと似たような「相談室」と

「相談というプロセス」があった。もちろんサグァは母親が保護者として同行し、すぐ隣にいたためにいっそう質問に答えづらかったという相違点がある。しかしサグァは言う。「オープンすぎる受付わきの小部屋で、みんなが見てる場所」であったと。そこで私は考えてしまう。それならサグァが、タンスの行った病院に行ったらどうだっただろう。タンスのように半透明のガラスでできた、安心感のある相談室という空間で質問を受けたなら。

すぐに私は考えるのをやめた。今この問題で重要なことは、相談室の有無ではない。「いい病院」を探すことでもないのだ。病院に行けばまともな治療を受けられるのは当然のことだ。最大の問題は、産婦人科にそのような共通のプロセスや体系が準備されていないことだ。私は三つの産婦人科に行ったが、相談室や相談のプロセスはどこにもなかった。よい病院を探すために女性たちが努力しなくてはならないこの環境が間違っていたのだ。すべての病院が女性たちのために何らかの体系を構築すべきだ。誰もが安心できる安全な環境で自分の体について話し、診療を受けられるように。

産婦人科をテーマに定めてからというもの医療界の人種差別、性差別、セクシュアル・マイノリティ差別問題だけでも十分に頭が痛く怒りが沸き上がるのに、それだけではすまない。地域差別も追加される。韓国の政治、経済、社会、文化のすべてがソウルに集中しているこのソウル共和国において、医療界も例外ではなかった。

彼女たちにとって、問題はよい病院を探す前の段階にある。まずそれほどインフラが備わっていない地域がほとんどで、期待すらかなわない。彼女たちが何より心配するのは噂と視線だ。そのためずっと遠くの病院へ行かなければならない人もいた。フォトだ。フォトは保健医療関係者の母親のすすめで、中学時代に子宮頸がんワクチンを打ちに初めて産婦人科へ行ったそうだ。

フォト：初めて産婦人科に行ったときは田舎に住んでたんだけど、そこ「郡」だったんだ。「市」じゃなくて〇〇郡の〇〇邑《ゆう》、って感じの単位で。狭いコミュニティなの。

ウネ：そうだろうね。

フォト：だから歯科、内科、外科みたいに他人に知られてもいいのと違って、精神科とか産婦人科みたいな場合はちょっとタブー視されるところがあった。それで産婦人科は1時間くらいかかる市まで行ったんだ。

ウネ：私がこれまで話をしてきた人たちはほとんどみんなソウル生まれソウル育ちで、成人してから産婦人科に行ってた。私も20歳になってソウルで一人暮らしするまでは相当な田舎で暮らしてたんだ。邑で育ったの。でもそのときは産婦人科に行くこともなかったから知らなかったんだけど、地域的な問題も関係するんだって気づけなくて恥ずかしいよ。

フォト：コミュニティが狭いから出入りするだけで噂が立つんだよ。だから娘を連れて行けないよね。近所の産婦人科には子どもを産むときだけ行くとか、妊娠した人が急いで子どもの状態を知りたいけど市まで行く余裕がないときだけ近所の病院に行くんだよ。そういうときだけ行くもので、若い娘が行くもんじゃないって認識なんだよ。今は知らないけど。当時はそうだった。

私が育ったところもそうだった。しかも私はどこに産婦人科があったのか今でもわからない。そういえば、中学時代に近所で「誰それが先週産婦人科に行ったんだって」という話を聞いたのを思い出す。問題は話が大きく膨らんでいったことだ。「妊娠したらしい」「おなかが出てきたらしい」と噂になっていた記憶がある。

産婦人科をただ妊娠のみと結びつけて考えるということ、一人で産婦人科へ行く若い女性への視線と想像、一人の女性の私生活に対する侵害……。問題提起すべき点が一つや二つではないというのに、当時はまだフェミニズムに接する前で、何が問題かもわからずただ聞いているだけだった気がする。なぜ誰も私たちにそれが問題だと教えてくれなかったのか。教育がしっかりされていれば、そんな問題もなかったのではないか。あらためて考えさせられる。

フォト：今ならカカオマップやネイバー地図のレビューがたくさん書かれてるけど、当時はそういうサービスこそ開発されてたものの、そこまで活用されてなかった記憶がある。だからただ産婦人科と検索して出てくる、家から遠すぎず近すぎないところに行ったんだ。要はお母さんが何か感づいたとしても押しかけてこられないほど遠くて、私が自力で行ける程度には近いってこと。

医者が女性か男性かまでは調べられなかった。できなかったよ。電話して聞く勇気もなかったしね。だから距離のことだけ考えてた。結論としては、子どものうちは距離が一番重要ってこと。子どものうちはね。

今はレビューを見て女性の医者ならいいかってなるけど、でも女性医師だからって必ずしも親切とは限らないんだよね。私の状況を理解してくれなかったりさ。それでもやっぱり女性医師のキーワードで検索して、距離のことは考えない。遠くてもかまわないし、価格が高くてもかまわない。

私たちはこの世界のどの位置に生きているのだろう。この社会で私は「東洋人」「同性愛者」「女性」という三つのアイデンティティにぶつかりながら、常にそれを想起し、憤っている。白人異性愛男性が自ら「白人異性愛男性から見るとだね……」と言うのを聞いたことがあるだろうか。彼らが白人異性愛男性であることを明かさなければならない場所があるだろうか。彼らは明かす必要がない。「白人」「異性愛者」「男性」という三つのアイデンティティはあえて語られることも伝えられることもない（こういう本を除いて）。社会ではすでにそれがデフォルトだからだ。白人異性愛男性たちは東洋人同性愛女性が抱える問題を１００％理解することはできない。彼らはもとより自分を中心に回る世界で生きているからだ。

性関係の経験がありますか？

産婦人科あるいは女性医学科に行って性関係の経験有無を質問されない女性はほとんどいないか、いてもわずかだろう（たとえ私が妊娠の可能性や性病のために来たわけでなくても、この質問は必ずされる）。そのたびにレズビアンの頭の中では地震が起こる。果たしてこの人の言う性関係とは男性との性関係なのか、女性とのそれなのか。韓国はそこまで先進的なのか。あれこれ考えをめぐらせてしまう。エルモの可笑《おか》しいエピソードから、このテーマを始めよう。

エルモ：セックスして血が出たから翌日病院に行ったんだ。ちょっと（出血が）多くて。病院に着くなり「血が出たんです」って伝えたんだけど、問診票で「性関係を持ちましたか？」って聞かれるじゃん？　私は女性とセックスしたから、したって答えなきゃならないよね？　だから「性関係を持ちました」にチェックして、次に避妊したか聞かれて、「え、避妊？　必要ないし」って思って「していない」にチェックして、その次に「妊娠の可能性はありますか？」って聞かれてさ。あるわけないから「ありません」にチェックして出したわけ。

ウネ：ああっ、どう思われるか（笑）

エルモ：カウンターのスタッフがめっちゃささやき声で、慌てて私のこと呼ぶんだよ、「エルモ様!?」って。「はい？」って走っていくじゃん。そしたらすごい目を泳がせながら「性関係があって、避妊はしていないとなってますけど、妊娠の可能性はないとおっしゃるんですか？」って。

ウネ：（笑）

ふだんなら笑い話だが、この本を企画した瞬間からは今に至るまでとても笑ってすませられない。さんざん探し回って見つけた「クィアフレンドリー」らしい病院に行ったというのに、実際その病院では女性同士の性関係をまったく想定していなかったのだ。「性関係の経験がありますか？」という質問のあとに「妊娠の可能性」と「避妊をしたか否か」を尋ねるのはそういうことだ。多少の多様性を考慮した質問にありがたさを感じても長くはもたない。結局妊娠と避妊は異性愛の性関係を中心とした質問だからだ。同性と性関係を持つ人にとっては、何だかんだで結局振り出しに戻ってしまう。私がどんな性別の相手と性関係を持ったのか、挿入経験はあるかという質問はどの病院でも受けたことがない。

ジュニ：20歳のときに初めて、あんまり長く生理が来なかったから行ったんだけど、そのとき性関係の有無を聞かれたんだ。でも混乱しちゃったのは、そのときちょうど初めて女性とつきあいだしたばかりで、どう答えていいかわからなかった。男との関係を言ってるのか、それとも文字どおり性関係の有無を聞いてるのか。

そのあとしばらくして病院に行ったら、また同じこと聞かれたんだよ。性関係の有無と、最近性関係を持ったか聞いてきたの。実際に最近してたんだけどね。ああ、最近ってのは当時から見た「最近」ね。（笑）あの人たちは妊娠の可能性がある性関係を聞いてるわけじゃん？

ウネ：うん。

ジュニ：だから「ない」って答えた。ところが当然そうでしょうね、って感じなの。「最近はしていないでしょう？」「あ、はい、してないです」それで「ああ、それなら妊娠の可能性はないですね」って。だからあの人たち本当に男との経験だけを言ってるってことじゃん。それってなんかずいぶん皮肉だなあって感じてさ、それなら妊娠の可能性のある性関係の有無はって聞けばいいのに。ただ「最近性関係を持っていませんね？」ってだけ聞くのはかなりあいまいじゃん。

ジュニは産婦人科に二度行った。産婦人科で尋ねる性関係の経験有無を、ジュニは「妊娠の可能性のある性関係」であると判断して「ない」と答えた。生理が来ないために受診したジュニに対する、「ああ、それなら妊娠の可能性はないですね」という看護師の言葉から、病院における性関係の経験とは男性とのそれであると解釈できる（もちろん女性との性関係だけを楽しむ女性でも、精子バンクから精子をもらって試験管施術で妊娠することはできるが、そのケースは国内でまだ非常に珍しいためこの可能性については論じないことにする）。ならば性関係の経験有無とは妊娠の可能性がある挿入セックスの有無のことである、と解釈して答えればよいのだろうか。しかしエルモとタンスの話を聞いてみると、必ずしも妊娠の可能性を知るために尋ねているとは限らない、とわかってくる。

ウネ：エルモの場合は性関係の経験有無について二通りの答えをしたよね。最初はないと答えて、そのあとはあるって答えた。

エルモ：なぜかっていうと、最初にないと答えて通院治療したあとで、ネットで見つけた情報があったんだ。そもそも産婦人科で性関係の有無を聞くのは「性器に異物が入ったことがあるか否かを聞いているので、レズセックスをした人たちもあると答えればいいんだ」って知って、そうなんだ、って思ったの。

ウネ：ということは、ずっと考えてきた性関係の経験有無を質問する意図は「何か挿入したかどうか」ってこと？

エルモ：異物ね！　自分のじゃない何かを挿入したかってこと。

ウネ：その表現もだいぶ妙じゃない？　月経カップやタンポンを使ってきた人はどうなるんだろう。

エルモ：それはその、まあ科学のことはよく知らないけど、人体力学的に女性の性器に入れても異物と認識されず、ダメージがないように設計されてるから、性関係とは違うって考えるべきなのかな。そうすると指だって必ずしもダメージを与えるとは言えない気がするけど。*

ウネ：でもほら、月経カップやタンポンを使っていて問題が起こることもあるじゃん。

エルモ：確かに。だから困るんだよね。いっそ「あなたの性器に異物が入ったことはありますか」って聞けばいいのに。で「何が入りましたか？　タンポン／女性の指」って。（笑）

タンス：その性関係の有無も聞かれた。私の場合言葉の選び方は完全に同じじゃなかったけど、聞きながらちょっと説明も加えてくれたな。相談室の中だったから。検査のときに膣の中に入れる医療器具を二種類見せてくれたの。一方はもう一方より小さくて軽い感じで、性関係の経験がない人に挿入して使うものなんだって。もう一方はもっと大きくて鉄製で少し重くて、これは性関係の経験がある人用に使うんだって説明してくれた。挿入のしやすさでわかれてるみたい。それからその器具を「性関係のときこんなふうに（挿入機具を手のひらで包んで停止状態にして）しますか？　それともこんなふうにピストン動作（挿入機具を包んだ手で器具の先と根本を行ったり来たりさせて）をしますか？」って聞いてたかな。

ピストン動作をした場合はなおさら性関係を持ったと言えるって説明してくれた。

ウネ：その病院は親切に描写までして（笑）説明してくれたわけだけど、そこで言うセックス行為の範囲はようするにピストン動作に限られるのかな。

タンス：そこまで正確に理解はできなかったよ。でも性関係の有無を聞くより、膣の中に何か挿入することに拒否感があるか聞いたほうがまだ的を射てるし、性病検査のためなら性関係をしっかり定義して、「身体接触、性器と性器の接触」って明示してくれれば答えることもできるし。あるいは検査のとき何か挿入することに拒否感があるか聞きたいなら「挿入しても大丈夫か」って具体的に聞くべきなのに、ただ大ざっぱに性関係ってまとめて言われても正確に受け取れないと思う。

＊　指でもダメージを与えることがあるので必ずフィンドーム（指用コンドーム）を着用しよう。フィンドームがなければコンドームを代わりに使ってもよい。これは女性間のセックスに限ったことではない。性関係で指を使うすべてのケースでフィンドーム着用をおすすめする（他人の忠告を無視して膣炎にかかった人より）。

タンスの病院では「ピストン動作」がより「性関係」に該当すると説明した。ジュニの病院では「妊娠の可能性」を確認するため性関係の有無を尋ねた。エルモは「異物を挿入したたか」によって性関係の有無を答えた。さまざまな回答を得るために選んだインタビュイーたちではなかったのだが、この3人ともそれぞれ違う「性関係の有無」を想定し答えるという経験をしていた。

病院で尋ねられる性関係の経験有無はこのようにかなり包括的だ。そのためどこからどこまでを性関係に含んで答えるべきか、判断が難しい。ジュニ、エルモ、タンスの不満は私たち全員の不満と一致する。

彼女たちの言うように、いっそもう少し具体的かつ正確に、「妊娠の可能性はあるか」「異物挿入をしたことがあるか、何を挿入したか」「検査器具挿入について拒否感があるか」と尋ねてくれれば、私たちがずっと楽になるばかりか、今よりずっと診療に役立つ情報を提供できると思う。医学的専門知識のまったくない私ですらこのあいまいな質問を改善するアイデアが浮かぶのに、誰もこれについて考えたことがないのだろうか。

ジュニ：生理周期が不規則になって病院に行けば、普通は必ず超音波検査をするじゃん。ところが超音波検査の基準が性関係の有無なのよ。つまり性関係の経験があるなら膣で超音波検査をして、経験がなければ肛門でやるっていうんだけど、友だちが経験ないからって肛門で検査したことがあって。それが本当にめちゃくちゃ痛かったんだって。怖かったこともあったし、そもそもどうして性関係の有無によって膣か肛門かにわけるのか意味がわからなかったから、「性関係の経験はありませんけど、タンポンとか月経カップは使うので膣でお願いします」って言ったらそうしてくれた。

ジュニの言うとおり、超音波検査の方法が性関係の有無で決まることは常識的に考えて理解できない。性関係がないからといってなぜ膣で検査してはいけないのか。性関係がないと答えたジュニだが、タンポンや月経カップを使っていたため膣で検査してもらうことができた。では挿入マスターベーションをする人が他人との性関係はない場合は、膣で検査されないのだろうか。この問題を深刻にとらえるのは、肛門超音波検査の苦痛と恐怖ゆえばかりではない。私が何より憂慮し心配しているのは、性関係の経験有無について私がどう答えるかによって検査の方法が変わり、誤診の可能性が生じるかもしれないということだ。

超音波検査は普通3種類にわかれる。腹部超音波、膣超音波、そして肛門超音波だ。腹部超音波検査の精度は膣超音波検査よりはるかに劣る。超音波が腹部を通して、さらに子宮や卵巣の上にある大腸や小腸のガスを通してようやく子宮まで到達するため、映像の質が非常に低くなる。* そのため多くの産婦人科ではこれに代わり、性関係の経験がない女性に肛門超音波検査をすすめている。肛門超音波は膣超音波と精度が変わらないと言われるが、問題は私たちに選択肢がないという点だ。「すすめている」というのは建前で、実際は強要と変わらない。

サグァ：性関係なしと答えたら「膣では検査できない」って医者が言ったんです。それは明らかに「処女膜破損」のせいだろうなと思って、あと肛門超音波は怖すぎたから、「私は絶対腹部でやってほしい」って言ったんですけど、初めは腹部からやっていたのにお医者さんが「はあ、これじゃ見えないんだけどなあ」って言いながらずっとこっちの様子をうかがってるんです。

「肛門でやるとよく見えるのに。どうしても肛門はダメか」と。私はずっと「ああ、その、やっぱり肛門はダメです」って言いました。検査の前に腹部超音波の場合は膀胱がいっぱいになってないとうまくいかないから、私に水を飲めって言い続けたんですよ。ところが

＊　複数の産婦人科ホームページでこのことを動画や図解、テキストなどさまざまな形で案内している。「腹部超音波」で検索するとすぐに見つけることができる。

水を飲み続けて小一時間おしっこが溜まるまで待ったのに、やっぱり腹部では検査が難しいからって、お医者さんは「じゃあやめよう」と言うでもなく「本当に肛門でやらざるを得ないんだ」って説得し続けて、いよいよあの椅子*に座ったんです。

椅子に座って、検査をするんですけどまったく予告なしに「あー大丈夫、ちょっと痛いですけど」っていろいろやられて、本当に気分悪くて。それでその、その棒で子宮のあちこちを見なくちゃならないから。こう回しながら見続ける。痛すぎるし、そのお医者さんも相当配慮がないと感じました。ずっと「大丈夫ですよ、すぐ終わりますよ」って言いながら、そこに「お前のせいで時間かかったんだから早く終わらせような」ってニュアンスを出してきて、そのときは本当にいやな気分で出てきました。病院の外に出たら姉が迎えに来ていて、私はずっと「ああ本当にめちゃくちゃ怖かった、ショックが抜けないよ」と言って、ぶるぶる震えながら家に帰った記憶があります。それが最後に行った産婦人科の記憶です。膣で検査してほしいと、途中ではっきり伝えたんです。「本当に肛門は無理そうで、膣のほうがいい。それでかまわないから」って伝えたのに、頭から無視されました。なぜかわからないけど私の「膣で大丈夫、本当にかまわない、本当に肛門はいやだ」って言葉は黙殺されたんです。

サグァはこのとおり、膣超音波検査をしてほしいという自分の意見を積極的に表明した。しかもサグァには女性との性関係の経験があって、挿入への拒否感もなかった。それでもサグァの意見を聞いてくれる人はいなかった。あいまいな質問が、ただでさえ限られた女性の選択肢をさらに狭める結果を招いた。サグァの事例は女性の身体に関する自己決定権の問題につながるため、そのテーマは第2部で詳しく取り扱っていきたい。

実際「性関係の経験有無」をどう答えるかによって変わるのは、検査の方法ばかりでは

＊ 「あの椅子」については言うべきことが多いため後ほど詳しく扱う。

ない。最も重要な問題は、検査を受けるべき項目自体が変わってしまうことだ。

エルモ：ソウルの学校の近くに住んでたとき、膣炎と生理不順がひどくて病院にいった記憶があるんだ。当然のように性関係の有無だけ聞かれて、避妊したかとか妊娠可能性とかは聞かれなくて、当時は「レズセックスは含まれないだろうな」と思って「なし」って答えた気がする。それについて特に問診もなく診断されて、問診自体すごく不親切で、「性関係の経験なし」とのことなので、これについて今後こういう心配はないし検査も受けなくても大丈夫でしょう」って、ある検査をするかしないか決められちゃったんだ。

性的権利とリプロダクティブ・ジャスティスのためのセンター「シェア」が提供する情報によると、「レズビアンは細菌性膣炎、乳がん、子宮内膜がん、卵巣がんの危険性がヘテロ女性よりも高く、乳がん、子宮内膜がん、卵巣がんの場合には妊娠／出産／授乳による保護効果がある」としている。*ならばレズビアンに限らず、非出産主義の女性も含まれるべきではないかと疑問に思う。残念ながら、これについての医学的研究がどこまで具体的かつ多様な状況に合わせて行われているのか調べるのは難しかった。医療関係者や研究者たちはレズビアン・セックスをどんなものと規定して研究しているのだろう。

ストップウォッチと歩数計のセックス

ウネ：ある人が病院で「性関係の経験はあるか」と聞かれて「女性としました」と答えたら、「なし」にチェックされたんだって。

* 性的権利とリプロダクティブ・ジャスティスのためのセンター「シェア」というサイトに掲示されている「なんでもシェアに聞いてください2020年10月号：私は主に女性と性関係を持つ女性なのですが」で「性媒介感染」についての説明を確認できる。

タンス：え、本当？　クソッ……（笑）、いやほんと、クソ。

右の会話は、1次アンケート調査である人から聞いた話をタンスに伝えたときのものだ。そうだとすると性関係、つまりセックス行為の基準は何だろう？　タンスと私は鼻で笑いながら怒っていた。女性と性関係を持ったと言ったら「なし」にチェックした病院の行動は、レズビアンセックスを性経験として数えないという意味だととらえられる。さらにはレズビアンセックスが「リアル」ではない、という意見もある。

サグァ：クィア・ユーチューバーたちが「クィアがいつも言われる差別的なこと」として紹介してたのが「同性の関係はリアルな関係じゃないだろう」って言葉だったんですけど、実は私、そんなこと実際に言う人は相当少ないだろうと思っていたんです。

ところが高3のときに通っていた美術教室の先生が、どうしてそんな話になったのかそのテーマになって、相当ホモフォビックなことを言いながら「それは本当の関係じゃないだろう」って。いや、それじゃあ「本当」っていったい何なの？

そういう人たちの主張ってこうみたい。「お互いが一緒に感じなきゃいけない。それなのに同性同士は一緒に感じるものじゃないから」。いやでも異性間のそういう関係の話を調べると「私は一度も感じられなかった」「彼氏としたけど一度も感じなかった」なんて書き込みもすごく多いのに、じゃあそれもみんな偽物なんですかって。そもそも偽の性行為と真の性行為でわけることにも相当矛盾があると思います。

サグァが美術教室で聞かされた先生の意見によれば、私は突如セックスを一度もできなかった人になってしまう。もはや言い飽きたことだが、この地球上にレズビアンは明らかに存在する。レズビアンもセックス行為を楽しむのに、どういうわけかレズビアンたちが全員偽者になってしまった。

それならいったいセックスとは何なのか。何が本物で何が偽物なのか。その基準を誰が決めたのか。レズビアンセックスはなぜセックスではないのか。どこからどこまでをセックスとみなすのか。デプスインタビューではそのことについて、インタビュイーたちと深く真剣に討論した（実はインタビューに限らず、女性を愛する女性たちとしょっちゅう討論してはいた。非常に多様で興味深い見解を聞くことができるはずなので、一度読書討論会でも開くことをおすすめする）。

特にジュニ、エルモ、フォトと熱情的に語り合ったのだが、女性のこととなるといつも真剣な彼女たちの苦悩がかいま見える熱い討論だった。

ウネ：レズセックスっていったい何だろう。これって本当に稀代《きだい》の討論だよね。

エルモ：私はセックスと性交類似行為を挿入でわけるな。

ウネ：でも挿入でわけると、クリトリスだけでセックスする人たちもいるじゃん。挿入しないセックスもセックスでしょ。

フォト：実は数日前にも彼女とこのことを話したんだけど、「とにかく何か入って出ればいいんじゃない？」って結論に達した。何かがこう、1分32秒以上ならセックスで、1分31秒までならセックスじゃない。セックスじゃなければ愛撫なのかな……よくわからない。

ウネ：じゃあセックスのたびにストップウォッチやタイマーつけなきゃいけないの？（笑）まったく……それって実際レズビアンたちが言われる粉砕レベル[*1]の質問中トップに来るやつじゃん。

ジュニ：「レズってどうやってするの？」（笑）エブリタイム[*2]にも定期的に上がる書き込みだよね。レズビアンの掲示板にわざわざ来て「ところで君たちどうやってするの？」なん

＊1　「聞き捨てならないレベル」という意味のネットスラング。
＊2　各大学別にコミュニティや時間割を提供するアプリの名称。

て聞いてくる。

ウネ：実際私もまだ、何がレズビアンセックスの基準なのか言えないよ。

ジュニ：だから、あー（笑）、ちょっと考えてみたんだ。実際女男でするときは男の射精を基準にするじゃん。それと挿入するか否か。もちろん違う意見もあるだろうけど。とりあえずいわゆる性関係の有無ってそういうことでしょ。じゃあ私たちの場合はどうかと考えてみるとだね。（静寂）

ウネ：（笑）ないね。

ジュニ：手で触れたか否か？（笑）「何かが触れたか」ってことかな？　だから口で触れても手で触れても、何かで触れればセックスってことじゃないかな。

ウネ：あやふやだよね。ちょっとグロテスクな話なんだけど、高校生のときだったかな、友だちが「彼氏とやっちゃうところだった」って言ったのね。

ジュニ：おう、それで？

ウネ：「どういうこと？」って聞いたら、「挿入の前までやった」って、それで「やっちゃうところだった」って。挿入して初めてセックスしたってことになる、ってこと。考えこんじゃったよ。「ああ、そういうものなの？」って。もう少し具体的に聞いたら、指は入れたんだって。

エルモ：ええと、ちょっといい？　それはセックスなんだけど。ったく……それがセックスじゃないって言われたら私は一生セックスしない人になるよ。

ジュニ：私たちの場合はそうじゃなくて、私がしてあげて相手がしてくれて、それで各自が一回じゃん。

ウネ：え、そう？（笑）　そしたら私も一度もしてない人になっちゃう。

ジュニ：ああ、もちろんしてあげるだけの人もいるし、してもらうだけの人もいるけど。*

＊　女性間の性関係でオルガズムを与える行為をギバー（ｇｉｖｅｒ）またはギブ、受ける行為をテイカー（ｔａｋｅｒ）またはテクと呼ぶ。

二人ともしたと仮定すればそうなるよね。

ウネ：あやふやなのはそこだよ。異性愛カップルの場合は男の射精を基準に「何度やった」って言うじゃん。レズビアンに何度やったかって聞かれても、みんな回数言える？

フォト：最悪。「何度やった」？　話にならないよ。何度？　何が基準なの？　いいから往復100回あたりを一度に数えればいいよ。

エルモ：（ためいき）

フォト：それ数えなきゃならないじゃん。「87！　77！　あー数え間違えた、よくわかんないけどあと10回くらいすればいい？」なんて言いながらするわけね。

ウネ：いやだなあ。ストップウォッチに続いて、今度は足に歩数計つけてしなきゃならないね。それより私たちの場合「何時間か」でしょ。「みんなふだん何時間くらいする？」って感じで話したりしない？

ジュニ：（笑）ちょっと、みんなの話聞いてると冗談じゃすまない感じだね。

ウネ：だって何時間かが基準になるじゃん。何度やったとかそういう基準じゃないよ。だからつまり、どこからがセックスかなんてわからないってこと。

ジュニ：こんなこと言っていいのかな。

ウネ：うん、言ってみな。

ジュニ：ああ、でも本当にはっきりしないんだよね。私の基準ではパンツの中に手を入れたかどうか。(笑) でもパンツの外から触るってのも可能なわけじゃん。だからあやふやなんだよ。さすったか、さすらないかでわけるべきなの？(笑)

ウネ：だからほら。私たちは今たくさんの基準を数え上げて一つの基準を探そうとしてるわけじゃん。

ジュニ：そうだよね。

ウネ：だけどたくさんの基準があるにもかかわらず、男性のペニスが中心になってるわけじゃん。じゃあ女性は？

ジュニ：そこがアイロニーなんだよ。

ウネ：たくさん基準があるのにあえて、あえて男性のペニスが中心になることが。

ジュニ：そう。レズビアンカップルを見てるとそもそも挿入をしない子たちもいる。じゃああの子たちはセックスしていないってこと？　違うよ。しまくってるよ。でもあの子たちは挿入が別に好きじゃなくて、クリトリス中心にしてるだけ。するとそれはセックスなんだろうか。

いったいレズビアンセックスとは何かと考えながら、多くの基準を打ち立ててはあてはめてみた。右の会話だけでなく、実に2時間以上もの間、ジュニと私はレズビアンセックスとは何かについて考え、語り合った。最後まで答えを出すことはできなかった。サグァとタンスに聞いても明確な答えはなかった。基準を設けること自体が不可能と思われてきたが、それだけ多くの基準の中でも、特に医学的には男性のペニスがセックス行為の基準となっていることに、私たちは憤った。女性のオルガズムはセックスの基準になりえなかったのだろうか。

映画「軽い男じゃないのよ」*は異色のセックスシーンを見せてくれる。女性がセックスを主導し男性はただ順応するのだ。女性は自分がオルガズムを感じたらそこでセックスを終える。男性が射精できなくても終わるのだ。映画の中で、男性は女性に当惑しながら「これで終わり?」と尋ねるが、女性は服を羽織って気持ちよさそうに眠ってしまう。

この映画のように、女性のオルガズムをセックスの中心とすることもできたはずだ。しかし異性愛白人男性が支配する世界では、男性の射精が中心となるほかなかった。女性は生物学的に、男性器の挿入がなくともオルガズムを伴なう楽しいセックスができる。つま

＊　エレオノール・プリア監督のコメディ映画。男性優越主義者で常に女性を見下して生きてきた男ダミアンが、ある日事故に遭い、目を覚ましてからは女性が支配する世界で混乱しながら生きることになるというフランス映画。

り男性器の挿入がなくとも楽しい性生活を送れるということだ。しかしこの事実は男性中心社会において脅威となるため、レズビアンの性関係はなおさら語ることを難しくされているのだ。男性の射精が中心となるセックスで、ペニスのないレズビアンは中心になりえなかった。冗談として指やセックストイがペニスの代わりであるかのように話はするが、ジュニとの最後の会話のように、挿入をまったくせずにセックスを楽しむレズビアンカップルも存在する。

女性の欲望はあっさりとないことにされ消え去ってしまう。男の子が少しでも性的な欲望を見せれば当然とみなし、女性が自分の欲望を隠さなければ「世間ずれした女」になる。そんな今日、女性は果たして自分の望むセックスをしているのだろうか。今あなたが感じている性的な欲望は完全にあなたのものだろうか。男性が望むことを自分の望むことと信じるよう洗脳され、飼いならされているのでは？　私たちは女性のセックスと欲望に疑問を抱き、問題を提起する。

女性のオルガズムがセックスの中心となることを願う。

「性関係の経験有無」にはオーラルセックスや非挿入セックスが含まれているのかいないのか、男性器ではない他のもの（たとえば指、セックストイなど）の挿入もセックスと言えるのか、まったくわからない。だから私は、病院で「性関係の経験有無」という定義されていないあやふやな質問一つですべてが判断され、選別されることがないよう願う。医療機関において医師や看護師たちが性的指向について十分に理解し、診療時にいくつもの可能性が考慮されることを願う。

「屈辱椅子」ではなく「診療椅子」

産婦人科受診の経験を話すとき、「あの椅子」のことは避けて通れないだろう。産婦人科に行ったことのない人でさえ「あの椅子」が何を指すのか知っているのだ。「あの椅子」

とは、産婦人科における治療または問診のための椅子を指す。おそらく「屈辱椅子」という呼び名のほうが広く知られているだろう。

集団インタビューでもこの椅子が言及されるとき、ある匿名の参加者はこの椅子のせいで産婦人科に行くことを反対されたと言った。また別の匿名参加者は超音波検査の際、最も恐ろしかったのがこの椅子だったと話した。「これが屈辱椅子なんだ」と考え始めた瞬間から、そこに座ることが本当に屈辱的で恥ずかしいことのように思えたのだ。それほどネーミングは大きな力を持つ。

検査を容易に行うための一種の道具にすぎないのに、いったいいつから、なぜ「屈辱椅子」などという名前がついたのか。「屈辱椅子」という名前についてレズビアンだけでなくさまざまな性的指向の女性たちと語り合い、関連資料を探した結果、椅子そのものより「脚を開くこと」による不快感が問題の大部分を占めていることがわかった。

実際椅子のデザインや座り心地は重要ではない。私たちは膣と子宮を診療してもらうため脚を開かなくてはならない（ちょうど歯科医で口を開けねばならないように）。とはいえ脚を開くことを恥ずかしがる女性個々人の問題では決してない。何より強調したいのは、女性の身体に付与された社会的な意味が、さらにその意味の由来がわからない点に問題があるということだ。

韓国で生まれた女なら一度は必ず言われたはずだ。「脚を閉じていなさい」または「脚を開くんじゃありません」。男性中心の家父長的社会では女性が何を着ていようとも、脚を楽に開いていること自体が性的な、あるいは否定的な意味を内包している。脚を開いている女性は淫乱でつつしみのない軽い女と認識され、ありとあらゆる罵詈雑言《ばりぞうごん》を浴びるのだが、男性は思い切り脚を開いても、ただ隣の人に配慮できない「がっぴら男*」の称号を

* 公共の場で脚をがっと開いて座り、隣の人に迷惑をかける男を略して言う。隠語として使う。

与えられるだけだ。
だから女性たちが産婦人科受診を屈辱ととらえるのだ。長いこと要求されてきた「脚を開かない」つつましい女性のイメージは、「脚を開かなくてはならない」診療自体を恐れさせ、ついには忌避させる。
もう一つ腹の立つ事実をお伝えすると、「つつしみ深く」ふるまうためしょっちゅう脚を閉じ膝を曲げてしとやかな姿勢を取る女性は、変形性膝関節症になる確率が非常に高くなる。実際に退行性膝関節炎は女性にずっと多い。[*1] このような背景から女性の中には太ももが内側に閉じたいわゆる内股が多い。[*2]
2019年、米国倫理委員会はある判事に停職3カ月を勧告した。その判事は性暴力被害者に対し「脚を閉じているべきだった」と発言した（たかだか3カ月とは。筆者は低血圧だが、高血圧で自分の後ろ首をつかみたくなる〔訳注・憤慨のあまり血圧が上がったと感じたときに取る戯画的なポーズ〕）。一方2016年漢陽《ハニャン》大学のオンライン講義では信じられないことが起きた。男性が女性に指輪を差し出すと、女性が脚を開いてみせたのだ。いったいこの講義のテーマは何だったのか？「相手の心と欲望を刺激するためにアイデアを活用すること」だったという。*3

脚を開く女性は他人に対して自分の体を好きにしてよいと許したも同然だ、という発想は愚の骨頂で言葉も出ない。女性が脚を開くということは、彼女が自分の身体と心を許したという意味ではない。大腿骨を少々動かす小さな動作が、どうして自分の身体への許諾を意味するというのか。しかしながらそのような認識は生じてしまう。では地下鉄に乗っている多くのががっぴら男たちは自分の体を触ってもよいと許しているのか。考えてみれば性器が外部に露出している男性たちこそ、性器が見えないようにもっと気をつけるべきで

＊1　東亜サイエンス2010.05.10.「重度退行性関節炎、女性は男性の3・7倍」
＊2　朝鮮日報2019.12.24.「キム・チョルジュンの生老病死」「がっぴら男」に関する医学的解析
＊3　日曜新聞2016.05.11.「『指輪あげると脚を開く女』漢陽大講義〝女嫌（女性嫌悪）〟助長論争」

はないのか。
「脚を閉じて座れ」という言葉一つが姿勢を統制するから、こうして怒っているわけではない。その一言のために女性たちがどれほど窮屈に行動を縛られているか、男性たちには決して理解できない。当然だ。彼らこそまさに女性の行動と活動を統制する者たちなのだから。

中でも代表的なものがヨガだ。女の子たちはつつましくしとやかな女性となるため過激な運動を控えさせられ、「女性らしい」運動としてヨガをすすめられる。私は小学生のときサッカー部に入りたかった。サッカー部は男の子たちが命懸けのジャンケンで勝ち抜いて入るところだった。サッカー部に入りたがる私は友人たちどころか先生にすら止められた。負けん気の強い私は結局入部したが、女の子は競技に出してもらえず、ただ隅っこで一人ボールを蹴っているだけだった。その当時周囲の大人たちは「女の子がサッカーなんて」と言い、中学生になってヨガ部に入ると「ようやく女らしくなった」とみんなが喜んだのを覚えている。

しかし実際ヨガをやったことのある人ならわかるだろうが、ヨガは軽い運動などではない。私はボクシングとサッカー、バスケットボール、柔道を習ったが、ヨガが一番きつかった。男たちがポルノやメディアを通じて想像するセクシーなものでは決してない。一度でもヨガのレッスンを受けてからあんな描写をしているのか知りたいものだ。汗をだらだら流し、一言も話せず体を引き裂いてみれば、少しは現実に目が覚めるだろうか。

代表的な例としてヨガについて言及したが、ヨガ以外に別の事例があるかと聞かれればトラックの荷台いっぱいに積んでこられるほどだ。「セクシー　コスチューム」とグーグルで検索してみればすぐ中高生の制服、体育着、乗務員、秘書、看護師のコスチュームが出てくる。あえて違法ポルノサイトにアクセスしたり「セクシー　コスチューム」で検索したりしなくとも、ネットサーフィン中にバナー広告で上がって来る成人向けウェブ漫画をちらっと見るだけで、男たちがいったいどの程度女性を性的対象化しているのか知ることができる。男たちが性的にまなざすものはあまりにも多すぎて数えきれない。何を性的に対象化していないかを数えたほうがよほど早いのは明らかだ。*

何より大きな問題は、女性の身体にこのような否定的、性的な意味がいつから付与され、その意味がどこに由来するのかを私たちがまったく知らずにいることだ。おかげで私たちは何をするにも窮屈な思いを強いられる（大腿骨一つ動かすことさえ）。男たちは目と耳に何だかたいそうなフィルターをつけているため見たいように見、聞きたいように聞いているのかもしれない。視線と思考の自由を存分に享受している男性たちのせいで、女性たちは生活と生計ばかりでなく、今や健康にまで被害を受けているのだ……。

* ファイナンシャルニュース2021.09.01.「おかしな表情にあいまいな表現……成人向け漫画広告の無防備な露出」。朝鮮日報2016.08.09.「広告は〝19禁〟ではないと？〝成人ウェブ漫画〟バナー、青少年に無差別の露出」

「屈辱椅子」に関して：単なる治療または問診のための椅子に誰がこのような名前をつけたのか？

さっきも話しましたが、「屈辱椅子」のせいで産婦人科受診を母に反対されたんです。行くんだと言い張れば、実は行くこともできましたけど……。私もあの「屈辱椅子」というのが怖かったんですね。名前からもう（泣）――検査をしやすくするための一種の道具にすぎないのに、あんな名前をつけた人はいったいどういうつもりで……（泣）大腸検査のために肛門に内視鏡を入れることは誰も変だと思わないのに、それが膣となると大騒ぎになるのは本当に理解できません。

私が超音波検査を恐れた一番の理由があの屈辱椅子です。「これが屈辱椅子なんだ」と考え始めた瞬間から、座ったら本当に屈辱を受ける気がして。実際はただ診療を受けるための椅子なのに、「産婦人科に行ったら屈辱椅子に座らされる、恥ずかしいぞ」なんて話をたくさん聞くうちに、行く前から怖くなった記憶があります。いざ診療を受けてみると、あの椅子よりも医者の失礼な態度のせいで屈辱を味わったという……。

（集団インタビューより抜粋）

第 2 部

女性の体

処女膜念書

ジュニ：万一性経験のない人が膣超音波検査を受ける場合は、ソレを作成するんだって。処女膜が破れても病院を訴えませんって確認書。そうしてる病院があるみたい。

エルモ：つまり処女膜がある場合それが破れる可能性があると、そう案内するのはオーケー。でもなんでそんな同意書がいるの？「女の純潔を絶対に守る」ってこと？私の純潔をなんであんたらが守るの？

ウネ：ところがさらに衝撃的なことに、私が同意してもダメなんだよ。親の同意が必要なの。私が成人であっても。

エルモ：2021年だよね？

ジュニ：私は書いたことあるんだけどさ、そのとき月経カップ使ってたから性経験なしでも膣で検査してくれたのね。でも性経験のない人に膣で超音波検査すると訴訟になる恐れがあるんだって。「本当に訴訟になるんですか？」って聞いたら、処女膜損傷で訴訟を起こされたら病院が責任を問われざるを得ないんだって。

エルモ：う〜ん、それじゃあ病院の立場からしてそうせざるを得ないよね。でも笑っちゃうんだよね、性関係をもったからって処女膜が絶対に破れる保証があるのかって。

フォト：そもそも破れるものがないんだけど。

ジュニ：ところがまた復元手術ってものがあるんだよ。処女膜復元手術っていうけど、実際女性の処女膜ってものは存在しないし、それっぽいものがある人もいればもとからない人もいる、ただの膣のひだだよね。それを復元するって縫い合わせるってことじゃん、そこにある肉を。

ウネ：膣のひだだよ、（ためいき）頼むよみんな、膣のひだだよ！

エルモ：いやこれどんなざれごとだよ。「カワイ子ちゃん手術」（膣整形）は聞いたことあるけど処女膜復元手術は知らなかった。男性ファンタジーを満たすための手術じゃないの？

あーあ、なんちゅうたわごと。とんでもない商売してるんだね。でもそれ需要があるからやってるってことでしょ？

フォト：しかも自分の性感じゃなくて相手の性感のためにそうやって中を縫い合わせるってこと自体があんまりに……親知らず抜いた跡を縫うのだって歯茎がひりひりして考えただけでもぶるぶる震えちゃうのに、この下のそれを……膣の中の肉を縫うなんて話にならないでしょ。

ウネ：（驚愕）このファンタジーを抱く人が多すぎて衝撃だよ。

フォト：だからそれはそちらの脳を治さないと。なんで私の膣を治すの！　意味わかんない。

ウネ：今どきは聞かないけど、昔は新婚旅行先で寝たら血が出なくて、結婚前の純潔を疑われて破婚、なんて話があったよね。*1

女性にとって処女膜は、セックスの経験が一度もないという象徴として、貞操の証とされてきた。朝鮮時代には初夜に血痕がなければ破婚になることもあったというが、[*2]これは果たして朝鮮時代だけの話だろうか。非婚主義者の私は知らなかったのだが、結婚相談所において女性側のワーキングホリデーや留学経験がマイナス要素になることをご存じだろうか。性的にみだらであったり処女性を失っていたりするだろうから、というのがその理由だ。[*3]

純潔と処女性を失うことで結婚に不利益を受けるだけならばまだ幸いかもしれない。わずか数年前の2020年、パキスタンでは男性と一緒に映された動画のために〈純潔を

＊1　中央日報1996.05.17.「処女膜のない新婦は罰金―中国・武漢市で婚前純潔検査義務化」朝鮮日報2017.04.05.「婦人科診察中に処女性を失ったロシア人女性、ついに破婚まで」

＊2　女性新聞2017.08.08.「処女膜？　NO！『女性抑圧用語を拒否する』」

＊3　EBSストーリーブログ「国内最初のジェンダー・トークショー〈気難しい男女〉―ちょっと開脚女になってみない？」編アーカイブ

失ったと確信できるものでもないのに）16歳、18歳の女の子たちが家族によって銃殺された。国際名誉基盤暴力認識ネットワーク「ＨＢＶＡ（Honour Based Violence Awareness Network）」によると、今でもパキスタンでは「名誉殺人」の名のもとに、年間約１０００件の女性殺害事件が起こっているという。* それすら統計として発表されている事例の数にすぎず、実際はどれほど多くの女性たちが殺されているのか誰にもわからない。この事例があまりに極端で、実感が湧かないかもしれない。いくらなんでも現在の韓国で、純潔を失ったからという理由で死に至る事例はほとんどないのだからと。それではフォトの話を聞いてみよう。

フォト：高校生になって性経験もして、アフターピルを処方してもらうことがちょっと増えた。私がつきあってたのはよくない彼氏たちで、コンドームを使わなかったり使ってたのに外したり、コンドームが破れたりってことがよく起こったんだよ。それを「うん、まあ、大丈夫でしょ」なんてスルーできないじゃん。
　だからアフターピルをもらったのが5、6回くらいになる。わからないね、今私の体でホルモンがどうなってるかとか、わからない。怖いよ。もう5、6回も飲んでるから、どうにでもなれって状態ではあるんだけど。ともかくアフターピルをもらいに行くたびに気分が悪かったのはさ、ただ薬を処方すべき状態か確認して、処方すべきなら先生が処方してくれればそれでいいじゃん。なのに一言説教されるんだよ。それがすごくいやだった。
ウネ：ちゃんと状況を理解していたけど、しかたなくそうなったのかもしれないのにね。お互いにすごく好きでしたけどそうなっちゃうこともあるし。それで悩んで産婦人科まで来たのかもしれないのに。
フォト：私が本当にあの人たちの考えるとおりの非行少女で、「今日うっかり中でしちゃ

＊　国際名誉基盤暴力認識ネットワークHBVAのサイトの「data」から、名誉殺人の統計を確認することができる。

った。あーあしょうがないや。今日も産婦人科行かなくちゃ」ってなってもらいに来た可能性もあるよ。どっちにしても、72時間以内に飲まなきゃいけない状況だ、それなら処方しなければ、って処方してくれればすむのに、一言加えるんだよ。なんて言われたっけかな。

1、2回は何も言わずにくれたけど、あとは何か言われた。正確には覚えてない。何年もたってるから。だけど人の顔こんなふうに見るんだよ、こんなふうに見るの。「こんなふう」ってのはつまり言葉で言うと「やれやれ」って感じ。「子どものくせにませて……」って。診察室に入ると医者がこっち見ずに問診票だけ見て「満15歳ですか？」って聞きながら私のほうを見た。私が薬を飲みたくて来たんだと思いますかっての。すごくおいしい薬だからって、禁断の薬だから飲みたくて「あ〜おいしいなあ」って飲むわけでもなし……めっちゃムカつく!

ウネ：「いいブツがあるって聞きましてね……隠してるそれを一つくださいよ」なんて話

じゃあるまいし。

フォト：あーイラつく。一つ処方してもらうたびに産婦人科に一日100万ウォン損させてるとか、そういうわけでもないのにさ。

ウネ：だからって産婦人科に行かないのも問題じゃん。来なきゃ来ないで問題だって言うくせに、来たら来たで……あー××……。

それとまずはあの目つきね……。非言語的な表現ってすごく大きな影響力で傷つけてくるし、長く残るよね。言葉よりもイメージ化されるほうが忘れられないから。それもいやだけど、「やれやれ子どものくせに」とか「その年で」とか言われるのもすごくいやだ。だいたい中に精液が入っちゃったのは私だけのせいじゃないでしょ。

フォト：一人じゃなくて誰かと一緒にしたことなのに。相手と一緒じゃなくて一人で来る女性を見たら、私なら「彼氏は来てないのかな？　外で待ってるのかな？」って思うけど、医者はただ若い女が来て処方を受けるのが気に入らないんだよ。医者が女でも男でも同じ。

性経験の有無を聞かれて答えるためにわざわざ家から遠い産婦人科に行って、どこでも同じような視線を浴びて、すごく気分が悪いし……。腹立つでしょ？

ウネ：いつも一生懸命耐えてる。

フォト：笑っちゃうよね。アフターピルを5回飲んだ女にたいしては目つきが変わるのに、男は「彼女に何度アフターピル飲ませたの？」なんて聞かれないじゃん。ノーコン（コンドームなし）で何回やったとか、男同士で自慢し合ってるじゃん。「生で何回やった」とか。「生」ってのはノーコンね。なんせ「生で何回やった、感じ方が違う」とか自慢して。私にとってはアフターピルを5回飲んだことが重荷になってる。そうしてもしホルモンに問題が起こったら、そのたびに思うんだろうな。薬を飲みすぎたからかなって。生理が1年止まったり、そういうことが起きたりしたら思うんだろうな。

ウネ：ああ、本当に腹立つ……本当に……。

フォト：ところがこういうことについて、ヘテロでもそうでなくても男性との経験がある女友だちと話してると、少しイライラすると同時に気の毒なのは彼女たちが「自分のせいだ」って思い続けてるところなんだよ。たとえば「彼氏がノーコンでやろうって言ったとき、私がもう少し強くいやだって言うべきだった」とか。あと「ノーコンで始めたけど、やっぱり違うって思ったとき、私のほうからやめるべきだったのに」とか言うんだけど、そんな状況でそう言える人なんて……。

ウネ：いないじゃん。

フォト：いるのかな？　私にしても無理だし。

自分の健康のために病院に行くだけなのに、女性はありとあらゆる嫌悪と軽蔑、不快で屈辱的な視線に耐えなくてはならない。「勘違いでしょ？　被害妄想じゃない？　今どきそんなことないって」と、そんな視線など存在しないと言われるなら、前述の事例や私が聴いてきた女性たちの声をどう説明してもらえるのか。幻想にすぎない純潔と処女性への認識は、いつからこれほど深く根を張ったのか。

　このテーマでドキュメンタリーを作っていたとき、信じがたい話を聞いた。自分の頭をかち割りたくなるような話だ。ある人の知人に医師がいるのだが、その医師の娘が倒れた際に性器から血が出たという。そのため処女膜復元手術をしてやるべきか悩んでいるという話だった。耳を疑った。「医師がですか？」当惑のあまり相手に二度聞いてしまった。医師といえば処女膜など存在しないと学んでいるはずなのに、そんなファンタジーを守るための涙ぐましい努力を見せられ、怒りを通り越して脱力してしまった。この世に「処女膜復元手術」ほど恐ろしい言葉があるだろうか。処女膜は、ない。正確に言えば「処女膜」ではなく「膣のひだ」だ。

　男性たちの処女膜ファンタジーには果てがない。集団インタビューで処女膜について話し合ったとき、各自の衝撃的な経験談が飛び交った。初体験ならば血が出るはずと思っていた人たちもいたし、子ども時代にポルノを見た参加者はカタログ内に「処女膜破り特集」というタイトルを見つけたと話した。それがあまりにショッキングでいまだに忘れられないという。

フォト：これって処女膜社会とでも言うべきなの？ こういうことじゃないかな。なんか男性が女性によくないやり方で挿入して、あるいは過激な挿入をして血が出ちゃって、それを「処女膜があるらしい」って、何か硬いものが張ってあるのを破って血が出たんだってことになったんじゃないかな。

（男）性器が短い人ならともかく、ひょっとして長い人なら子宮頸部に届くこともあるんじゃないかな。ただ届いただけなのに「それが破れて血が出たらしい」って、話が変わっていったんじゃないかって思う。私、昔の人じゃないからわからないけど……。

ではは処女膜はどこからどうやってできた言葉なのだろう。処女膜は英語で「ハイメン

hymen」だが、これはギリシア神話における結婚の神「ヒュメーン」に由来する。ハイメンの語源はギリシア語で「処女の膜 virginal membrane」を意味する。孔子が編纂したと伝えられる歴史書『春秋』の内容を解説する『春秋左氏伝』には「処女」という言葉が出てくるが、元来は「正しい女性」という意味だった。それが1774年に出版された『解体新書』[*1]で最初に「処女膜」という用語が使用され、「処女」が「性経験のない女性」を意味するようになったとのことだ。[*2]ただ性関係がないだけで正しい女性になるという認識にはまったく驚くばかりだ。

語源からして問題の多いこの言葉だが、何よりそこに込められた男性たちの支配意識が最大の問題だ。「処女膜」という言葉には女性を純潔の処女と汚らわしい娼婦に分けて見ようとする男性たちの二分法的な視線が宿っている。「家畜を分類するように」女性を性経験の有無で区分しようとする男性集団の欲望が集約された用語であり、言葉自体が人権侵害的だ。

タンス：でも処女膜って言葉は使われるらしいよ。

ウネ：ああ、まったく。

タンス：まあ便利だから使ってるんだろうね。さっさと診療して次の患者見なきゃならないから。患者を受けつけなきゃならないから。わざわざ処女膜について説明してあげてないだけで。じゃあ膣のひだって言えばいいのに。なんであえて処女膜って言うのかな。もう慣例になっちゃってて簡単に変えられないんだろうね。患者たちも膣のひだって言われてわからない可能性もあるから。それでも説明してくれればすごくいいんだけど。

＊1　日本の江戸時代の翻訳医学書。ドイツの医師クルムスの『解剖図表』という本のオランダ語訳である『ターヘル・アナトミア』を日本語に訳したもの。

＊2　『教養として読む　私たちの体の辞典』（チェ・ヒョンソク著、ソヘムンジプ、2017.10.25）

ウネ：残念だね。変えなきゃならないものが多すぎるよ。

それなりに「運よく」〝クィアフレンドリーな〟病院に行ったタンスも、処女膜という言葉を聞かされたという。女性の身体を扱う産婦人科（正確には女性医学科）で女性の身体に関する代表的な誤解、女性嫌悪的な言葉である「処女膜」を、なぜいまだに使用しているのか。膣膜、膣のひだ、膣粘膜等の位置と機能による正確な医学用語が明らかに存在しているのに。女性の身体に実在すらしない「処女膜」は果たして誰のために世間で、病院で、相変わらず使用され続けているのか。ただ男性たちのファンタジー充足のためにいまだこの世に残っているとは冗談のようだ。処女膜と初経験時の血痕は、性に関する最も重大な迷信だと思う。社会が女性をコントロールし、女性の性的欲望をコントロールするための嘘であることは明らかだ。

ウネ：処女膜についてはようやく少し議論されてきたほうじゃん。名前を変えるべきだって。あと「処女作」なんて言い方もたくさんあるよね。

エルモ：それも本当に×みたいな言い方じゃん。何が処女作だよ××。いいから初作って言えよ、初作って。童貞作って言わないんだから。

ウネ：童貞作、ウケる。（笑）

それでもいいニュースを一つお伝えすると、国立国語院が発表した四半期標準国語大辞典情報修正の重要項目に「処女膜」が含まれていた。* 処女膜の修正前の解説は「処女の膣の穴を部分的に塞いでいる、膜のようなひだ、または穴の開いた膜。破れると復元できな

＊　国立国語院標準国語大辞典「2021年四半期標準国語大辞典情報修正重要項目」で確認することができる。興味深いことに国立国語院ホームページで「処女膜」を検索すると、これを「膣の入り口のひだ」と修正したことについて「抗議」する投稿があった。

い」だった。処女膜という単語の代わりとして「膣の入り口のひだ」という単語を新たに追加したのだ。辞典に新しく加わった「膣の入り口のひだ」の意味は「女性の膣の穴を部分的に塞いでいる、膜のようなひだ、または穴の開いた膜」だ。

もちろん標準国語辞典で単語を修正し新たな単語を追加したからといって世間でもすぐさま「処女膜」という言葉が消え去るわけではないが、それでも少しずつ世の中が変わっていくさまをながめながら希望を抱いている。

純潔と処女膜

純潔と処女膜については、いまだにたくさんの偏見が残っているみたいです……。いまだに「初体験なら血が出るはず」と思っている人が多いという、悲しい現実。それはただ強くやったから膣に傷がついただけだっていうのに……。

——血が出ないからって大騒ぎするんじゃなくて、血が出たときに心配の一つでもしろっての……。

——（泣）

かなり前にショッキングなポルノを見たことがあります（バカでした、すみません）。「処女膜破り特集」みたいなもので、タイトルが英語になっていて、当時は（今はポルノは見ません……笑）意味がわからないまま見てみたら、内容もショッキングで、こんなものでポルノまで作るのかって、本当に、思いました。気になって英語辞典で調べてみたんですけど、その単語を今も忘れられません。DEFLORATION↑凌辱、純潔を奪うというような意味……本当に存在すらしないものでポルノまで作るなんて……その日は夕食がのどを通らなかった記憶があります（汗）。

——うわあ……。

——こんな話にならないものにも販売者と消費者が存在するという事実…これぞブラック・ミラー〔訳注・英国のSFドラマ〕……（笑）。

——あとこの単語が存在すること自体あきれます。類推ですが……De（否定語）Flowerってことなのかな……そんなふうに考えちゃいます。Florationは花と関連する言葉なんです。「花が散る」って、まあだいたいそういう意味なんでしょう……。

——私もそう思いました……いったいどうして女を花にたとえないと気がすまないのか……。

——数千年と続く、男性たちの処女膜に対する執着……。

純潔って言葉も本当に、はあ……性関係をもったら汚れるとでも言うんですかって。どうして「純潔を失う」なんて表現するのか……。

——教会で「純潔キャンディー」をもらう話は聞いたことありますか？　衝撃です、

衝撃……子どもにキャンディー配りながら「純潔を守れ」って（笑）。

――純潔キャンディー、ヤバい（笑）名前はかわいいですね。

――……？　純潔キャンディー？？？？？？？？？　どうかしてる……ほんと。

――純潔キャンディーって……ところでそれ女の子にだけ配るんですか？？？　なんとなくそんな気が……。

話にならないものの一つが純潔。この世に純潔な人間がいますか？

――純潔を叫ぶバカ牧師たちが性犯罪の加害者だったことを思うともう……。


（集団インタビューより抜粋）

本物の女性

フォト：私はかなり早いうちから挿入マスターベーションしてて、罪を犯してるような気分だったんだ。それが（病院で）「性関係の経験はありますか？」って聞かれたとき、中学2年だったんだけど、そこで「自分の指が出入りしてます」なんて言うべきかって……。あとそれ性関係って言うのかな？　って。だって私が習った性関係って男とすることだし、一緒にいた母もあるわけないでしょうって私のことこうやって（こんなに純粋なあんたがまさかね？　って）見てるし。「ピュアなうちの娘が～」って目で見てるのにさ、「いえ、実は自分の指2本入れました」なんて言えないじゃん。

ウネ：まずいよね。

フォト：そうなんだよ。だからとりあえず一切顔に出さずに「いいえ」って言ったよ。

ウネ：お母さんがいるのにすぐ横で聞いてくるんだ。

フォト：含みがあるよね。「ないでしょ？」っていう。当然ないだろうって。「あえて聞くまでもないけど形式的なものだから。ないよね？」ってことでしょ。

フォトの話からもわかるように、私たちは純潔と処女性の無言の圧力を受けてきた。私の体なのに、私のものではない。ことさら女性に対してばかりそうなのだ。第1部のサグァの話を思いだしてみてもそうだ（57ページ参照）。性関係の経験がないと答えたために、自分の意見が黙殺され、自分が望む方法での診療を受けられなかった。個人の意見や選択よりも処女膜保護が優先されたのだ。

女性の意見にはなぜ効力がないのか。筆者の友人は子宮頸がん検査のため産婦人科に行った。性関係の経験がない友人に病院側はこう言った。

「性関係の経験がなければ、検査は受けなくても大丈夫ですが、受けたいのであれば親御さんの同意をいただいて処女膜念書を書いてください」

誤解のないように言っておくと、この友人は成人していた。処女膜念書も理解できないが、そのうえ親の同意とは。病院が処女膜念書を取りたい理由が告訴の可能性ならば、おおらかな気持ちで理解してもいい。しかし親の同意とは。性関係の経験がない女性はいまだ成人女性ではないというのか。

ウネ：処女膜念書に親の同意をもらってこいって、私が分析するに「性関係をもった女性が本物の女性だ」ってことじゃないかな。本当にそう思う。

フォト：そうだよ。そんなマインドが昔あったじゃん、「きみはまだ本物の女性ではないから」なんてニュアンスの。男と関係をもたない女性に対して。

ウネ：キモい。レズビアンはじゃあ、みんな偽物の女性なのかっての。

有名な歌「成人式」〔訳注・女性歌手パク・チユンが歌う2000年リリースのポップス。作詞作曲はJ・Y・Parkとして知られる男性プロデューサーのパク・チヨン〕の歌詞をほとんどの人が知っているだろう。「ようやく私、女になった」。性関係をもつことで初めて女になったということこの歌詞は皮肉なことこの上ない。

いったいなぜこうも、本物の女性と偽物の女性を分けるのが好きなのだろうか。性経験がなければ偽物の女性だが純潔でつつしみ深い女性であり、性経験があれば本物の女性たり得るが汚れた、不純な女性になる。どちらの基準に合わせるべきなのか。

法律上の成年に達した女性すら、自分の身体に関する自己決定の自由がない。性関係をもたないと「本物の女性」になれないからだ。サグァは社会的な「本物の女性」でなかったために、自分の身体を守り切れなかった。自分の意思が無視された。これはサグァの「運が悪かった」からではない。社会がそれほど女性たちを抑圧し統制しているからだ。

しかし社会はうまいこと女性に自由があるかのように見せかけるため、大部分の女性たちは女性自らが選択できる世界に生きているものと思っている。ここまでお読みになったなら「女性は自分の身体に対する自己決定の自由を持っていない」という意見にすんなり同意、または共感されるはずだ。女性たちは人生のうちで何度も自分の体に関する決定権を奪われてきた。何より自分の身体に最も重要な決定を下さなくてはならない「病院」においても決定権を奪われた。中でも女性に特化した産婦人科においてさえ。

　自己決定権は基本的人権だが、女性の身体についての自己決定権はあまりにたやすく消し去られる。いや、そうだろうか。女性の自己決定権が消し去られたという表現は的確だろうか。そんなものもとからなかったのではないか。２０１９年の堕胎罪憲法不合致判決よりさらに前、堕胎罪がなかった１９６０年代の女性たちに自己決定権があったと見ることができないように。１９６０年代といえば、出産制限政策の一環として中絶手術を国家主導で積極的に活用していた時期だったからだ。*

自分の体を知らない女たち

「人類についての私たちの理解は、歪められている。そのせいで、男性の普遍神話が蔓延してしまった。それがファクトというものなのだ」

キャロライン・クリアド＝ペレス『存在しない女たち』（神崎朗子訳、河出書房新社）より

アンケート調査の結果を見た私はメンタル崩壊を起こした。第１次アンケートで産婦人科に行ったことのない人の１００％が「行く理由がない／行く必要性を感じない」と答え

＊　「仁川トゥデイ」2017.12.26［時論］「中絶、当時はよくて今は罪？」この記事に出てくる「一人ずつ産んでも三千里は超満員」「産み過ぎれば物乞いは免れぬ」「娘か息子か選ばずに、二人だけ産んで大事に育てよう」という標語を覚えている人は多いだろう。貧困から抜け出すための産児制限政策が繰り広げられていた時代があった。刑法に堕胎罪が規定されたのは１９５３年だが、「当時中絶は国策事業だった」と書かれている。出生率が超過すれば中絶手術を積極的に主導し、出生率が減少すると今度は中絶を犯罪と言い立てるのだ。果たして女性の自己決定権は「消し去られた」のだろうか。

た。研究者は当然、否定的な視線や気まずさ、羞恥心、恐怖が最も多い理由だと考えていた。*しかしこの結果は衝撃的だった。

気を取り直してデプスインタビューに入る前に、ゆっくりと最初から振り返ってみた。友人との短い会話の録音を聞き直した。

「子どものころは知らなかったんだ。私は健康だし、放っておけば治るんだと思ってた。だから問題があっても産婦人科に行こうとは思わなかった。それが問題だってことも知らなかったんだよ」

見過ごしていた点に気づかされた。行かない人たちの声が必要だと切実に感じた。デプスインタビューによってその答えをある程度見つけることができた。

ウネ：大部分の人は20歳か、20代で産婦人科に行き始めたって話すんだ。でもその間20年私たちの生殖器はあったのに、20代になっていきなり問題が生じるわけじゃないよね。

ジュニ：確かに。

ウネ：その前にも必ず何か問題があったはずなのに。

ジュニ：私たぶん中学生のときに膣炎があった。

ウネ：私も。

ジュニ：でも行かなかったんだ、病院。放置してた。幸い治ったけど治らずに進行する可能性もあるよね。でも怖かった。そのとき中学生で、母にも言えなかったんだよ。なんていうか、なんとなく。すごく言いづらかった。あとすごくかゆくて……。かゆかったけど、私が悪いって言われそうで。じゃなきゃ変な子と思われそうで。そんな感じ。今考えると

＊　実際に韓国保健社会研究院の2014年の調査によると、女性青少年の半数以上が「産婦人科に行ったら変に思われる（62・3％）」と答えた。成人未婚女性もやはり「視線が気になる（70・8％）」と答えていた。

免疫力が弱まって、風邪みたいにかかったんだろうけど、そうやって放置しちゃったんだ。放置して勝手に治るの待ってたんだよ。

「薬を使わずに子どもを育てよう」って人たちがいるけど、自分の体でそれやってた（笑）

ウネ：私も同じだった。私の場合は「私が不潔だからかな」ってちょっと思って、朝晩ゴシゴシ洗ってたよ。

ジュニ：かえってよくないじゃん。

ウネ：だから悪化したよ。それすら私がいけなかったからだって思って、本当に一生懸命……掃除してた（笑）

ジュニ：掃除ですか（笑）

ジュニと私には共通の経験があった。まさに10代で膣炎にかかったこと。そして二人とも病院に行けなかったこと。親にも言えなかったこと。自分だけが悪いと思っていたこと。

私は自分が汚いからだと思い、ジュニはみんなから変に思われることが怖かった。当時の私はそれが膣炎だということも知らなかった。果たしてこれはジュニと私だけだろうか。確実に大多数の女性たちがこんな経験をしていると思う。ジュニの言うとおり、膣炎は女性にとって風邪のようなもので、誰でもかかり得るありふれた疾患だ。私たちは風邪を引いても罪悪感や恥ずかしさを覚えることはない（近ごろはコロナのため慎重になっているだろうが）。しかし膣炎は女性器に生じる疾患であるためか、ひときわ女性の罪悪感、羞恥心を刺激する。特に子どものうちは膣炎についての情報が共有されていないため、自分が「汚いから、清潔にしていないから」膣炎にかかったと考えるのが普通だ（「清潔でないから」と女性清潔剤〔訳注：女性器専用洗剤〕を使うと膣炎は悪化する）。

産婦人科に行かない人たちの中には、そういう人たちも確実にいるはずだ。自分の体の具合が悪くても、病気なのかそうではないのかわからない状態。私たちにとって膣炎とは何か、生理のときに出る大きな塊はいったい何なのか、下血と生理の違いは何なのか、誰も教えてくれないせいで女性は自分が病気だとも知らずに生きてきた。

エルモ：親の世代が民間療法とか、さらに人間の再生能力とかを過信してるみたいで。

ウネ：それもあるけど、若い女の子が産婦人科に行くって認識が、私たちが中高生のときには本当になかったじゃん。今はわからないけど……。年下の子の話を聞いてると今も変わらない気はする。

エルモ：だから私も子どものころ母と一緒に行ったんだよ。私が一人で行ってたら、妊娠したのかってみんなが誤解しそうで。

ウネ：それ本当に問題だよ。あと実際親たちの世代も同じように考えてるでしょ。若い女の子が産婦人科に行っちゃダメだって。それでも私たち大人になってから、大きく認識を変えられたんだよね。子どものころに産婦人科に行くって話聞いたら「なんで??」って思ったじゃん。そして膣炎のこともよく知らないまま。

エルモ：そう。教育も受けてないし情報もないから、自分のこの状態が膣炎とも知らず、「生理前のおりものが長いこと出るなあ」って思うわけじゃん、子どもたちが。

ウネ：ああ、どうして誰も教えてくれないんだろう。自分で調べるしかないなんて。

エルモ：私たちがお互いに情報共有してようやくわかるって状態だよね。でも誰かに話すのが恥ずかしいって雰囲気が理解できない。今でも。

ウネ：恥ずかしい理由の一つは、自分が不潔なせいだと思うからで、他の女性たちはちゃんと管理していて、こんなこと起こらないだろうって思っちゃって……。

女性たちは個人的に情報を探しあて、さらにその情報を互いに共有することでようやく自分の疾患を知ることができる。しかし探しあてたその情報すら完全に信じるわけにはいかない。なぜならメディアが理想的に描く女性たちのイメージに影響を受けるからだ。他の女性と比較してしまうことで、何かがゆがめられていないだろうか。ここで言う「他の女性」とは私のすぐ横にいる女性のことではなく、男性が作り出した、メディアが作りあげた女性のことだ。メディアの描き出す女性は痩せていて、肌はきれいで白く、もとから体毛などなかったかのようだ。このイメージがメディアからポルノに至った瞬間、問題はさらに深刻さを増す。ポルノで描かれる女性の身体がすべての女性の体であるかのように認識されるからだ。この問題が「カワイ子ちゃん手術（膣整形）」を生み出した。

エルモ：女性器って自分で直接見られる構造じゃなくて、具体的に確認しないとわからない構造だよね。しかも人によって違う形じゃん。たとえばある人は小陰唇みたいなものがすぐ広がるようにできていて、非対称的なこともあって……すごく多様なのにそんなことも知らず「カワイ子ちゃん手術」について調べたり、ポルノに出てくる俳優たちの性器ばかり見たりして「ああ、あれが普通なのに私のは変なんだ」って考えて。これこそ一番深刻な問題だと思うんだ。

自分の性器が変だと思い、他の人のきわめて正常な性器に似せようとすすんで手術を実行する。自分が満足するための手術ではなく、ただ自分の性器を見るかもしれない男性のためだけにだ。「カワイ子ちゃん手術」だけですむなら幸いだ。乳首・大小陰唇美白という施術も存在する。さらには男性の性感だけに資する「膣フィラー」などというものまで存在する。

反面、男たちには何があるだろう。包茎手術について見てみると、男性器は「衛生」と「健康」の側面から扱われる。一方で女性の場合は「美しさ」と「相手の満足」に焦点が当てられているとわかる。男性は自分の性器や乳首が黒くてくすんでいるからと美白施術を受けるだろうか。自分の性器の形が変だからと「カワイ子ちゃん手術」を受けるだろうか。そんな手術があったと仮定しても、*そんな広告を目にする確率がどれほどのものだろうか。女性の膣整形に関する広告はあふれているのに。

私は子どものころうっかりポルノに接してしまったことで、自分の体がそれほど好きではなかった。画面の中の女性とかけ離れた体だと思ったからだ。しかし今は違う。周囲の女性たちとこつこつと情報を共有し続け、女性たちだけのコミュニティで対話し健康を守ろうと努力している。基本中の基本として守るべき健康を守るため、女性たちはこんなにも骨を折っている。

NO 産婦人科、YES 女性医学科

タンス：女性医学科ってのがあるんだ……知らなかった。ここで初めて知った。
ウネ：ほとんどの人にとっては「産婦人科」だよね。「女性医学科」で探さないじゃん。
ところでこの「産婦人科」って名前、何かおかしくない？

タンス：それも今になって気づいた。昔ちょっと変だなって思った記憶はあるけど、とりあえず産婦人科って言えば楽に通じるから。あえて考えずにスルーしてたみたい。でもこうして聞いてみると産婦人科って言葉への違和感がハンパない。

ウネ：「産科」と「婦人《プイン》科」を合わせた名前なんだけど。

タンス：「産」んでおいて「否認《プイン》」か（笑）

ウネ：あきれちゃうね。子どもを産む人か、結婚した女性じゃなきゃ行けないところだよ。

エルモ：じゃあ私一生行けない。レズビアンはどうするの？　私はここにいるのに。

ウネ：今では私たちみたいなレズビアンや、そうでなくても妊娠しない女性たちが産婦人科に行くことがこんなに増えたのに、産婦人科って名前が残っているって現実が本当に

＊　男性向けにも相手の満足のために球をはめ込む「ひまわり手術」が存在する。しかしオン・オフラインをひっくるめ女性向け広告のほうが圧倒的に多い。グーグルで「ひまわり手術」を検索すると48万9000件がヒットするが、「カワイ子ちゃん手術」の検索結果は608万件にのぼる。

……。

タンス：そりゃ社会が男性中心的だからだろうけど、女性はいないも同然？

ウネ：産婦人科というもの自体もさ。女性の中でも妊娠した女性だけのためにあって、それも本来は妊娠した女性のためじゃなくて、再生産の結果を願うものじゃない。

フォト：産婦人科のレビュー見てると、赤ちゃん産むのに関連したレビューはいいのが多いんだけど、なんか「膣炎の治療をしたんだが」とか「性病検査をしたんだが」みたいなレビューが見つからないんだ。だから余計にわからない。赤ちゃん診るのがどれほどお上手な先生か知らないけど、私には関係ないから。私にとってはそれ重要じゃないんだよ。頼むから私に必要な情報をくださいよって思う。そう思いながらずっと探してるけど、全然見つからない。

産婦人科は果たして、女性のための場所と言えるだろうか。産婦人科は女性の疾患よりも妊娠と出産を中心に動いている。2021年現在「産婦人科　福祉／制度／恩恵」または「女性疾患　福祉／制度／恩恵」というキーワードでグーグル検索すると、出産や妊娠への医療的恩恵を受けられる国家制度はかなりあるが、実情がどうかはまったくわからない。女性疾患に関連して医療的恩恵を受けたり制度を利用したりした人がどれほどいるのかが気になる。妊娠したときは恩恵や援助を受けられるが、その妊娠というものをするかもしれない女性の健康は気にしてくれないのがこの国の現実だ。

子宮頸がんが代表的だ。子宮頸がん予防ワクチンは普通一回20万ウォンで、3回打つ必要があるため費用はばかにならない（最近未成年者が無料で接種できるようになったといううれしいニュースがある。しかし成人は有料だ）*。国内で毎年900名以上の女性が死亡している非常に危険な疾病だが、ようやく予防が可能になった。それにもかかわらず、成人女性を対

* 大韓民国政策ブリーフィング2021.03.26.［国民が語る政策］「子宮頸がん予防、無料でできるのか？」

象とした国家資源による支援は一切存在しない。2020年には子宮頸がんワクチンを無料で接種させてくれとの請願が上がった。* もちろんこれに対する保健当局の立場は「検討中」だ。

ジュニ：ところで幸い、最近できた病院は「女性医学科」って名前にするところが多いんだってさ。

ウネ：私たちはいまだに体に問題が起きたら、妊娠してるわけでもないのに「産婦人科」って名前の病院に行ってるよね。

ジュニ：そうそう。私「産婦人」じゃないのに。

　私はこれまで女性医学科よりも産婦人科という言葉を使ってきたが、今こそこの「産婦人科」という言葉にも焦点を当てるときだ。産婦人科とは「妊娠、出産、新生児、婦人病などを扱う医学分野」を意味する。もっぱら妊産婦と既婚女性だけのための医療機関として限定している。

実際多くの非婚女性たちは、この名称から来る否定的な認識と偏見によって産婦人科に行きづらさを感じた経験を持つ。その根拠として韓国保健社会研究院の「妊娠可能期女性の妊娠前出産健康管理資源方策研究」によると、成人未婚女性1314名中81・7%、青少年708名中84%が産婦人科受診をためらっているとのことだ。うち半数以上が、産婦人科を妊娠と出産のために行くところと判断したからだと答えた。

産婦人科の名称についてはかなり長いこと議論されている。2012年に大韓産婦人科学会は、総会で「女性医学科」への名称変更を議決した。このような名称変更の試みがなされたものの、内科、家庭医学科、皮膚科、整形外科等、医療界の全体的な反発によっ

＊　PHARMニュース政策・法律2020.06.08.「〝金〟がないなら子宮頸がんにかかれと？」

て取り消されてしまった。ところでその反発の理由が非常に興味深い。「女性医学科に名称が変更された場合、他の科の病院を受診する女性患者数が減る恐れがある」からだそうだ。* 結局資本のためだ。資本と国民の健康権、どちらが優先されるべきか？　医療界は資本を選んだ。

それでも一つ希望となるのは、最近また法案が発議されたことだ。2020年7月30日、国会・保健福祉委員会のチェ・ヘヨン議員は「産婦人科」を「女性医学科」に名称変更するようにと発議した。詳しい内容として、「この名称のために国民の大多数が産婦人科を妊産婦と既婚女性だけのための病院と誤解している。女性特有の疾患がある人なら誰でも自由に専門の医療機関を受診できなくてはならない」とのことだ。主体たる「女性」を強調した女性医学科への改正は、女性たちが自分の健康権を守るための大きな力となるはずだ。

行き場のない女性たち

サグァ：私、実はこのインタビューで初めて知ったんです。アンケートでも書いたけど、女性医学科が存在することも知らなかったし、インタビューの準備で調べながら産婦人科が産科と婦人科の合成だってことも初めて知ったんです。私は子宮に問題があったらともかく行くところが産婦人科だと思ってました。

ウネ：それをある人は自分が無知だから知らなかったんだって言うんだよね。

サグァ：それ私です（笑）。

ウネ：おお、なんてこと。私が言いたかったのは、それは特別無知だったりぼんやりしていたりするからじゃなくて、そもそも大部分の女性たちが知らないんだってことですよ。

＊　女性新聞社会欄2016.02.15.「日帝強占時代に作られた名称〝産婦人科〟、なぜいまだに？」

それは女性たちがぼんやりしているからじゃなくて社会も、誰も教えてくれなくて、もとより産婦人科っていう名前が間違っているからなのに……。自分のせいにしないでほしいと言いたかったんです。

サグァ：私はインタビューを通じて知ったことが多くて、こういうことが起こっているって全然知らなかったんです。自分が女性医学科を知らなかったこと自体衝撃だし、今おっしゃったことを考えてみると本当に、誰からも教わったことがないんです。さらに広げて考えると、学校教育でどこが痛いときはどういう病院に行くとか、具体的に習ったことが一度もないんですよね。だから私は大人になっても、泌尿器科に女性が行ってもいいって知らなくて、男だけが行くところと思ってて。それで産婦人科は女だけが行くところって、それだけ理解していて。こんなふうに、なんか、私たちの体に関する一番大事な教育がきちんとされていない気がして……。

匿名の集団インタビューで、ある人が自分は無知だから「産婦人科」という名称の問題点をよく知らなかったと答えていた。完全に匿名のインタビューだったため、そう答えたのが誰かわからなかった。しかしサグァとのデプスインタビューの段階で、それがサグァだったと知ることができた。

本当に胸が痛かった。絶対にこう言ってあげたかった。あなたのせいじゃないと。あなたが無知だからではない、誰も、どこも教えてくれないこの社会が問題なんだと。偶然だったが幸いにも、私が言いたかったことをサグァに伝えることができた。

女性たちはこうして互いの橋になり、話し合い情報を共有して生存していく。そして生存のため、オンラインにとどまらずオフラインにまで足を延ばす人がいる。ジュニだ。

ジュニ：私のことをどこへ行ってどう話したらいいか、はっきり言ってしまっていいのかわからなくて。かといって看護師や医師に尋ねるわけにもいかないじゃん。女の人とした場合も含むのかって質問することも考えたけど、口に出すのが難しいよね。

子宮頸がんウイルスがただの性関係じゃなくて、指でした場合やオーラルセックスでもうつる可能性があるんだって。だからレズビアンも検査を受けなきゃならないって言われるんだ。でも最初は私も性関係の有無をどう判断していいかわからなくて、ネットのレズビアン・コミュニティみたいなところで聞いたり、周囲のレズビアン友だちに聞いてみたりしたんだけど、一人もまともに答えられなかった。だってみんな噂でしか知らないから。「いや、どこどこではこう言ってたよ」「私が知ってるレズビアンのお姉さん、女としかしてないのにかかったって」とか「私が知ってるレズビアンのお姉さんはいつも女としかしてないけど、検査は一度もしたことないしワクチンも打ったことないけど健康だって」。本当に口伝や説話みたいな伝聞で、確実な情報がなくてすごくイライラした。

誰も言ってくれないこともショックだった。本当の情報を得るためにネットじゃなくて直接セミナーに参加しなきゃならなかったんだけど、それじゃあまりに限定的だよね。情報がないんだよ。とにかく皆無。そこが不思議なんだよね。こういう情報はどうしてネットになくて、探してもなくて、こうしてセミナーで専門家に聞かなきゃわからないんですかって聞いたんだ。そしたらその看護師の人たちが、産婦人科の側でもこういうことを話したがらないんだって言ってた。

ウネ：どうして？

ジュニ：可視化されちゃならない存在だから。私たちは見えちゃいけないんだよ。

ジュニは噂レベルの情報では不安で、「本当の情報」を得ようとセミナーに行き医療関係者の話を聞いた。セミナーの内容は役に立ち、ジュニはそこで聞いた子宮頸がんと性病の具体的で詳しい情報を私にも教えてくれた。おかげで私も新たに学んだことが多かった。ジュニの不安は疑問へとつながっていった。そのためセミナーで発言した。なぜこういう情報は、直接足を運ばないと得られないのかと。ジュニの話を聞いて、私もつられて気になりだした。そうだ。そうやって答えてもらえるなら、誰でも調べられるように情報を公開することもできるのでは？　この質問への答えは、レズビアンとして徹底的に打ちのめされる経験となった。

この世界でレズビアンは見えてはいけない、可視化されてはいけない存在だ。存在してはならぬ存在として生きなければならないとは。レズビアンの存在はなぜこんなにも厳しく、目に見えないのか。この疑問の根本と向き合って力が抜けた。当初「産婦人科」をテーマとして原稿の方向を考えていたとき、本当に多くのことを考えた。女性の話をするのに、異性愛女性よりもレズビアン女性の話を中心に扱いたかった。そして私の選択が間違っていなかったことを知った。こんなふうに知りたかったわけではないが。第1次アンケート調査の項目に「最後に言いたいこと」というものがあった。ある人が「レズビアン可視化を応援します」と答えてくれた。

最初にそれを見たときはほほえんでいた。そうだ、これはレズビアン可視化の一助なんだ。私がこの本を書く理由がここにあるんだ。それからジュニの言葉を聞いて決心した。あんたたちがそんなにまでして私たちを見えなくしたいなら、私たちを覆い隠したいなら、私はさらに大きな声を出してやる。私たちはもっと叫んで、騒ぎを起こしてやるんだ！

この本の執筆中、数々のテキストを読みながらメモ帳に長々と書きとめた文章がある。

「女たちの物語は降る雪のように音もなく地面をぬらし、地面の無礼な温度を下げて、あるとき目を見張るほど積もって、世界の風景を変えるのだ」

——アン・ミソン『あなたの言葉を私が聞いた』より

悩みも会話も情報も、率直にわかち合いたくて

ウネ：ねえ、実際レズセックスについてこんなふうに討論して、赤裸々に語る本なんて誰が出すの……？　ないんじゃないのかな……。こんな本出したよってお母さんお父さんに言うこともできないし、このキャリアじゃどこにも行けないね。「大学では何をしていましたか？」「レズビアンの話ばかりしてました」……。それにしても、この話がまだ書物になっていないってのが信じられない。

本を出すまで本当に、ずいぶん悩んだ。本当にこの内容を世間に出しても大丈夫なのかと。実を言うと一番の心配は「私は大丈夫だろうか」だった。この本を書いたことでこの

先自分を苦しめることにならないだろうか。カミングアウトとは大変な勇気がいるものだが、私はこの本で大々的なカミングアウトをすることになるのだから。しかしさまざまな女性たちと出会い、この話を聴けば聴くほどに「やらなくちゃな」と思うようになった。

ジュニ：ようやくだよ。大人になってこういうちょっとしたネットワークができて、お互いがお互いを見つけたじゃない。それでようやく私は一人じゃなかったんだって知って、自分自身とさらに出会えた気分だよ。これを読む人たちもそう感じるんじゃないかなあ。「これって私だけの問題なのかな?」って悩んでいるときにこういうのを見つけたら、「あ、私だけじゃなかったんだ」って思えて、少しほっとできると思う。

ウネ：そうだよ。我らレズビアン、ファイト!

＊　ハン・チェユン『女たちのセックスブック』が存在する。

ジュニ：本当に長生きしようね。長生きして50代、60代のレズビアンたちがどうなってるのか、私たちがいっちょ見せてやろうよ。今はまだ「どこからどこへ行くのかもわからない彼女たち」に、私たちがなって見せるんだよ。

ジュニがインタビューの終わりに告げた言葉だ。この本の読者もそう思ってくれたらうれしい。単に4人のレズビアンと1人のバイセクシュアルの話が載っているだけではない。アンケート調査や集団インタビューには多くのレズビアンが応じてくれ、さらに多くのレズビアンたちが執筆の過程で生じた悩みをともに背負ってくれた。多様な女性たちの物語が一カ所に集まった。

女性の困りごとが「その人の問題にすぎない」と無視され消されていくよう、社会は熱心に取り繕ってきた。公的なことではなく私的なこと、個人的なことだからと。そんなふうにとても長い間、女性の声と存在は消され、隠されてきた。ここまでの歴史でどれほど多くの女性が排除されてきたことか。女性の声は、社会がいかに覆い隠そうとしても決して消え去ることはない。押さえつけられ、踏みにじられた数々の声はめぐりめぐって一つ、二つとこの世に現れ出ている。

ある人の声、つまり物語はかなり大きな武器だ。たとえば戦争の恐怖を感じさせるために視覚的イメージを使用しても、その衝撃は本当に一時的だ。しかし物語の生々しさは時間がたっても、長い間私たちの頭の中に深く根を張る。

それが本物の恐怖であり、おびえなのだ。

社会がいかに女性の声を消そうとも、その声は表出するほかない。覆い隠し知らんぷりしてすごすにはあまりにも膨大だからだ。女性は決して一人ではない。女性たちの物語はすべて一つにつながっている。女性たちよ！　レズビアンたちよ！　長生きしよう！　長く生きて、どこからどこへ行くのかわからない彼女たちの、私たちの存在を示そう！

もっぱら統計と数字だけが世界を表し、見せてくれるものと信じてきた。そしてそんなことはないと知ったとき、行き場を失った。何をもって世界をながめればいいのかさっぱりわからず、混乱した。そんなとき、カン・ボラ教授の授業で私の希望を発見した。その授業では人の言葉を聴き、記録する方法を学んだ。それよりも数多くのことを学んだのだが、まだ私の器が小さいせいで羅列することができない。私が人の言葉を聴き、記録する人になれるよう手助けしてくださったカン・ボラ教授に、限りない感謝の言葉を伝えます。

そして同じテーマのドキュメンタリー「破っちゃっていい？」制作を指導してくださったイ・チャンミン教授にも感謝の言葉を伝えます。テーマを豊かに、深く掘り下げられるアドバイス、温かい助言と激励の数々は今でも心に残っています。いろいろあって疲れ果ててしまったとき、大きな力になってくださいました。本当にありがとうございます。

このテーマに関心を持った瞬間から今まで、長い時間を要した。本当に多くの人たちが自分の物語を取りだし話してくれた。その名をここで呼びたいが、本の性質上、気軽に呼べず心が痛むばかりだ。「私のこと？」「私じゃないよね？」と思ったなら、まさしくあなたのことだ。自分はまったく運のない人間だと思ってきたが、目に浮かぶ人たちが多いところを見ると、人生恵まれていたのだと思う。皆さん、ありがとうございます！

そしてイフブックスとチョ＝パク・ソニョン編集長にも感謝の言葉を伝えたい。編集長のおかげで多くの誤謬《ごびゅう》が修正され、文章もずっとよくなった。書いていて気づかなかった点を丁寧にチェックしてくださった。またつらいことがあって執筆を遅らせてしまったとき、慰めてくださったおかげで再び起き上がることができた。ありがとうございます。

最後に、両親に（この本を渡すことができるかはわからないけれど）娘が初めて本を出したと自慢したい。お母さん、お父さん、トト*、愛してるよ！　私、女が好きなんだ！

* おばあちゃん犬。ものすごくかわいい、私の家族だ。

参考資料

書籍

・『フェミニズムをクィアリング』（2018）ミミ・マリヌッチ著
・『存在しない女たち』（2020）キャロライン・クリアド＝ペレス著
・『女たちのセックスブック』（2019）ハン・チェユン著
・『あなたの言葉を私が聞いた』（2020）アン・ミソン著
・『どうかするとおかしな体』（2018）障害女性共感編

映像

・「軽い男じゃないのよ」（2018）エレオノール・プリア監督

研究報告書

・「妊娠可能期女性妊娠前出産健康管理支援方策研究」（2014）韓国保健社会研究院

日本の読者のみなさんへ

こんにちは。女性を愛する女性、イ・ウネです。

韓国でレズビアンとして生きています。セクシュアル・マイノリティとして生きることは楽ではありませんが、特に韓国においては、より多くの非難と嫌悪を乗り越えながら生存していかなくてはなりません。「生きていく」というより「生存していく」という表現のほうがふさわしいと思っています。

韓国と日本は似て非なる国だと思っていました。日本はセクシュアル・マイノリティのためのパートナーシップ制度だとか、福祉が整っているという話を聞いて、以前から少しうらやましく思っていました。詳しく聞いてみると中身のない制度だとも言われていますが、それすらない韓国人の立場としてはやはりとてもうらやましいのです（笑）。

日本のサブカルチャーで、同性愛カップルや多様な性のアイデンティティを持ったキャラクターをあらゆる角度から発見できるところがいいなと思います。子どものころ「セーラームーン」のはるかとみちるが大好きでした。特にはるかのことは本当に愛していました（笑）。またドラマ「きのう何食べた？」で父親が息子に「お前はそんな中途半端な気持ちで同性愛をやっとるのか！」と叱る場面がすごく気に入りました。

韓国映画「ユニへ」はご存じでしょうか。女主人公が初恋の女性を訪ね、雪の降り続く小樽を旅する物語です。コロナのため延期してきましたが、今年の冬こそきっと小樽に行くつもりです。

私は本当に日本の文化をうらやんでいました。子どもたちが多様な性のアイデンティティをもつキャラクターを見て育つ環境では、自分のアイデンティティについて深く考え、勇気を得る機会がずっと多いと思ったのです。

だから私は本を書き、映画を撮り始めました。物語を作る人間になりました。レズビアンの話ができるようになるまでやり続けることが、私の人生の目標です。これ以上私が話し続ける必要がなくなるときが来ることを、切実に願うばかりです。

レズビアンだけでなくあらゆる性のアイデンティティをもった人々が、またすべての女性たちが自分の権利をより気軽に、当たり前に享受できる世の中になることを願います。そのためにも私は絶え間なく不平不満を言い続ける人間になるつもりです。

その点から、こんな不平不満だらけの本を開いてくださった読者の皆さんに感謝の言葉をささげます。別々の国に生きていますが、セクシュアル・マイノリティと女性の人権のために連帯の力が必要だと考えています。本書があなたの視点を変える、小さな足がかりになることを願います。

2023年4月

イ・ウネ

本書は2022年6月に韓国のフェミニズム出版社、イフブックスが発行したイ・ウネ著『레즈비언의 산부인과（レズビアンの産婦人科）』の日本語版である。原書では巻末に「全国女性医学科病院リスト」がついているが、日本語版では省略した。

韓国放送芸術総合学校で学んだ著者のイ・ウネさんは2021年、本書の元となるドキュメンタリー「破っちゃっていい？」を制作した。本書に登場するインタビュイーたちの声と、コラージュを用いたアニメーション映像で構成されており、内容はほぼすべて本書に収まっている。

ドキュメンタリーのラストに出演者たちの雑談が入っていたのだが、そこでタイトルとなった「破っちゃっていい？」（原題「톡톡 깨도 돼？」。直訳すると「つんつん破ってもいい？」）の由来がわかった。もしやと思っていたがまさに「処女膜」の話だった。

男性が書いたある女性アイドルグループのファン・フィクション（ファンが空想・妄想を小説の形にする二次創作のようなもの）の中に、「〇〇が〇〇の処女膜をつんつん触りながら言った。「破っちゃっていい？」」という描写があるというのだ。とはいえそのファン・フィクションが実際に存在するかも定かでなく、いわばオンライン上の有名な「ネタ」らしい。

本書で怒りをもって語られる「男性ファンタジー」そのままではないか。この言葉に呆れて笑いながら、出演者の一人（本書でそれが「ジュニ」さんだと明かされる）が「それタイトルにしちゃったら？」と提案していた。

こうしてありもしない「処女膜」を「破る」という男性ファンタジー表現を、まさに男性ファンタジーによって存在を消されてきたレズビアンたちが奪い、「レズビアン可視化」の作品タイトルとして使ってやったのだ。痛快ではないか（「ハヨンガ」もそれと似ている。オンライン上で性買収を持ちかける男たちの「ハーイ、おこづかいデート（ヨンドンマンナム）しない（ガヌン）？」という言葉をフェミニストたちが奪い、略して「ハヨンガ」とし、フェミニスト同士の挨拶の言葉として使っていた）。

そうと知る前、このタイトルは「殻を破る」という意味なのだろうと考えていた。彼女たちは病院においてさえ、自分の健康がかかっている場面においてさえ、重要な情報となるアイデンティティを明かせずにいる。殻に閉じ込められたように孤立させられている状況を打破するという意味でつけられたタイトルであろうと。実際ドキュメンタリーを観て、それもまた間違った解釈ではないと感じた。

ジュニ：本当に長生きしようね。長生きして50代、60代のレズビアンたちがどうなってるのか、私たちがいっちょ見せてやろうよ。今はまだ「どこからどこへ行くのかもわからない彼女たち」に、私たちがなって見せるんだよ（134ページ）。

ドキュメンタリーで実際に聴くと、こう話すジュニさんは涙で声を詰まらせているようだった。

レズビアンが「どこからどこへ行くのかもわからない」のは、男性ファンタジー、男性の物語でいっぱいのこの世界で、存在を隠されてきたからだ。だからこそ私たちにはより多くのレズビアンの物語、女性の物語が必要だ。

本書の出版にあたり、アジュマブックス編集者の小田明美さんにたいへんお世話になった。解説を書いてくださった沢部ひとみさん、そして産婦人科医（女性医学科医?）の早乙女智子先生に、心から感謝いたします。

2023年4月

大島史子

『産婦人科#MeToo』に寄せて

早乙女智子（産婦人科医、認定セックスセラピスト）

私は「普通の」産婦人科医をしてきたと思っている。妊娠した女性であっても、内診が苦手な人もいる。「またクラミジアにかかったっぽい」と、ひょいと下着を脱いで内診台に乗る婦人科慣れした高校生もいる。

そのような多様性に対して、カマトトっぽいとか、遊んでいる女など、医療従事者の評価は不要だ。いつしか、その女性がどんな人で、どんな経験をしてきたのか、想像がつくようになっていた。そしてそれは勝手な想像ではなく、ちょっとしたしぐさや態度でわかるものであり、そうしたニーズに対応することで、お互いに、より満足度の高い診療ができる。

細やかな、あるいは変わったと評されるニーズにも対応してきた。その延長上に、性の相談外来があり、ＬＧＢＴＱＡの診療も引き受けてきた自負がある。変わった先生には変わった患者が付く、などと言われたこともあるが、気にしない。そういうことを言う外野は、性の知識がないために診療技術が低く、性の診療に対応できないだけなのだ。機微に満ちた豊かな性の片鱗を、私は否応なく垣間見ることになり、それはまた誰かの診療に役立っていく。

ＬＧＢＴＱの最初の文字はLesbian のＬである。アメリカＮＹＣのＬＧＢＴセンターを訪れたとき、その施設はレズビアン女性たちのニーズから始まり、やがて男性同性愛者のＧａｙにも、そしてトランスTransgenderにも対応していったと聞いた。

そう、レズビアンは産婦人科ではあまり可視化されていない。中国では「婦産科」というが、なぜか日本では「産婦人科」といい、最初に「産」が付くので産まないときには行きにくいのかもしれない。女性の健康を守る科の名称が、妊娠、しかも「産」が筆頭になっていてなかなかうっとうしい。この本の中に出てくるように「性交経験」も、定義が曖昧である。性的な行為はあっても、男性のペニスを挿入することなら経験がない、ということを、性の多様性に十分対応できないドクターに説明する必要があること自体がイケてないのだ。レズビアンカップルが自分たちの子どもがほしいと挙児希望で外来を受診されたことがある。どこかから精子をもらってこないといという話までは対応したが、とはいえ、その先は、外来診療では対応困難である。

ワシントンDCで受けたWomen's Healthの研修では、一項目としてLesbian's Healthの講義があった。検診から漏れやすい、メンタルを病みやすい、喫煙率が少し高い、ビーガンが多く乳がんリスクが高いなど、日本では受けられない講義だった。

差別や偏見ではなく、事実として誰もが自分の行動によるリスクベネフィットの中で生きている。男女で性交すれば、妊娠する可能性があるが、性感染症にかかるリスクもある。女性同士なら性感染症のリスクもなくはないが、妊娠を心配する必要がない。誰もが、自分らしい性を謳歌するとき、何かしらのリスクベネフィットを享受するのである。最初にも述べたが、医療従事者はその行動を評価する立場ではなく、その行動によって起こりうる医学的問題や利点を、診察を通して伝える役目があるのだ。病院は検査や治療を受けて安心する場所であり、病院に行くと具合が悪くなるような受診は本末転倒で、あってはならない。

日本ではまだ気づいていない女性が多いが、「産科暴力」という言葉があり、海外では訴訟にもなっている。施設内暴力と女性に対する暴力が合わさったもので、痛い内診や暴言など、女性の心身を傷つける心理的・身体的暴力であり、気づいた人から排除していくべきである。女性側もその暴力の普遍化、常態化に慣れすぎていて、それが暴力だと聞いても即座には怒れないようだが、ここを改善せずにジェンダー平等はありえない。そして、誰もが自分らしく暮らせる社会こそが平和な社会であって、可視化されない誰かが置き去りになっている状況を何とかしたいものである。

産婦人科医として、子どもが生まれる場に立ち会ってきた。どの子も、自分らしく生まれてほしいと願う。出産がこじれたときも、生まれる力を信じて可能な限りの介入を避けてきた。ＳＯＳが出たと感じたときだけ、医療介入をした。弱弱しい男児も、勇ましい女児もいる。しかし、生まれ方に性別を感じたことは一度もない。子どもたちは生まれてから親や社会の性差別や区別に染まるのだろう。そして、気づけば女性は謝ってばかりいる。女性でごめんなさい、妊娠してごめんなさい、妊娠しなくてごめんなさい。男は男であることに謝らない。それが女性にとって迷惑であっても、である。

ああ、美しい人類愛よ。お前はなぜに性別にこだわろうとするのか。人類そのものを愛せよ。多様性は認めるものではなく、そのまま受け止めるべきものだ。自分自身を愛する人たちを愛せよ。自分の人生を生きるために他者の許可を取るな。誰も、許可を得て生まれて来たりしないし、死ぬなと引き止められてもいずれ命の終わりが来るのだから。

解説

沢部ひとみ

『産婦人科#MeToo』というこの本は、女性の健康をあずける場所で感じるモヤモヤ感を糸口に、その原因はどこにあるかを、多くの証言と考察によって追究している。著者イ・ウネは20代のレズビアンで、性的マイノリティが「より多くの非難と嫌悪を乗り越えながら生存していかなくてはならない」韓国で、２０２２年にこの本を出版した。わたしの著者への印象は「半世紀ぶりに、本物のレズビアンフェミニストに会えた！」である。

わたしが初めてレズビアンフェミニストと会ったのは１９７５年のアメリカだった。彼女たちのリラックスした自由な空気とファッション、大型バイクに乗せてくれたり、大工仕事をしたりする姿に、いかに性別二元論にもとづくジェンダー（当時この言葉はなかった）規範から自由な生き方を楽しんでいるかが見て取れた。

彼女たちはわたしが生まれて初めて「この人たちのように生きたい」と思ったロールモ

デルだった。わたしに（子どもがいれば）孫の世代にあたる本書著者の、ユーモアを忘れず本当のことを言う率直さは、かの地で会った人たちを思いださせる。

さて、日本国内でも20〜30代女性に急増する子宮頸がんは、２０１9年に1万８７９人が検査を受け、翌年には２８８7人が亡くなっている（最新がん統計〈国立がん研究センター〉HPより）。

読者のみなさんは検査してもらった経験があるだろうか？

たとえば、検査を受けに「産婦人科」に行くと、必ず聞かれるのが「性経験はありますか？」である。そこであなたは何と答えるか？

（1）「いいえ、ありません」と答えれば、「それなら検査の必要はないですよ」と言われ、

（2）「はい、あります」と答えれば、「避妊はしましたか？」「妊娠の可能性はあります

か?」と迫られる。

レズビアンの場合、(1)と答えれば、検査を受けることができず(もしがんにかかっていたらどうする!)、(2)と答えれば、その場でカムアウトするか、うそをつかなくてはいけない。(1)にしろ(2)にしろ、「産婦人科」でこんな目にあうのはいったい何が原因なのか? レズビアンだから? それとも女性だから? そうだとしたら、これはいったい何を意味するのか? 著者はこうした疑問を5人(レズビアン4人とバイセクシュアル女性1人)のメンバーと一緒に考えていく。

この5人の選出方法も興味深い。彼女は(1)レズビアン対象のアンケート調査、(2)匿名で行う集団インタビュー、(3)個人へのデプス・インタビュー(深層面接法)の三段階を踏んだそうだ。特に(2)と(3)の内容は「個人的なことは政治的なこと」というラディカル・フェミニズムのスローガンを体得できる草の根の活動、「コンシャスネス・レイジング（意識覚醒）」に似ている。

産婦人科で聞く「性関係の経験」の中身がはっきりすると、次は「じゃあ、レズセックスっていったい何なの？」という疑問がわく。この問いに対する彼女たちの答えは、レズビアンへの偏見や性のタブー意識の強い人には、抵抗があるかもしれない。だが、メンバーがふりかえる各自の体験は、それを聞く他のメンバーの表情まで目に浮かぶほどだし、レズビアンフェミニスト、著者イ・ウネのセックス観も小気味よいほど明確に伝わる。

思うに、彼女たちの証言は、匿名とはいえ、よほど深い信頼関係がないと得られないものだ。個人の体験やそのときどきの感情をここまで言語化してこそ、「タブー」と「恥」の名の下に閉ざされ、存在しないものとされてきたレズビアンの存在が明らかになっていく。ここがこの本でもっとも感銘を受けた箇所である。今世紀に入ってから、韓国の女性たちの間にフェミニズムが深く根づいたのは、こうした草の根の活動が至るところで行われたからではないかと思う。

1970年代の終わり、日本でわたしが参加したコンシャスネス・レイジングはメンバーの対等性を保障するグラウンド・ルールは守られず、安全な場さえ確保できなかった。1980〜1990年代の学者の講演会や読書会でのフェミニズムはお勉強の域を出ず、結局「鱗《うろこ》目現象（目からうろこは落ちても一瞬で元に戻る）」で終わった感がある。「ジェンダーフリー」という用語を教育現場から排除したことから始まる、2004年以降の激しいジェンダーフリーバッシングの悪影響もあるけれど、小さなグループでもいいから、女性たちが本音で話し合い、自分たちの感じる息苦しさや悔しさが、何によってもたらされているかを考える場が増えれば、状況は少しずつ変革できると信じたい。

わたしは2007年にパフスクールという「ジェンダー、セクシュアリティ、マイノリティの視点に立ち、生きる知恵と勇気を共有し、学び合う場」を開いた。連続講座「再出発のための自分史」やトークイベント「日本Lばなし」など、さまざまな講座で多くの人々と関わったが、アサーティブトレーニングとコンシャスネス・レイジングはその活動の基本となっていた。自分の生い立ち、親との関係から始まって、自分のセクシュアリティやジェンダーへの違和感、教育、仕事などのテーマについて、自らの体験した事実とそのときどきの感情を語り、同様に他者を知る時間を定期的に持つ。一定の時間、グループのメンバーに自分の話を傾聴されるとき、本人がどれだけ自分と他者への信頼を取り戻せるか、何度も驚かされたものである。

現代はインターセクショナリティが重視される時代だ。人種、民族、国籍、階級、ジェンダー、セクシュアリティ……さまざまな差別の軸が複雑に交差し、相互に作用し合って独特の抑圧が生じているという。

新しい知見を学ぶことは大切だ。だが、まずは自身のマイノリティ属性を知り、自分のエネルギーが何によってそがれるかを意識し、言語化していくことが必要だ。なぜならそうして声を上げ、可視化しなければ、自身のアイデンティティは確立できず、大きな声によってその存在はかき消されてしまうからである。その意味で、この本は著者がレズビアンフェミニストだからこそ、女性の中でも特に産まない（産めない）女性への構造的差別を明らかにした一冊なのである。

非婚・不妊の女性を排除するのは、「女は子産み機械」などと言う日本の年老いた男性政治家たちを支える家父長制の悪習である。韓国でも男性との結婚をしないシングル女性が増えているそうだが、最近の日本の若いレズビアンの中には、子どもを産み、育てるカップルが増えている。少子化対策を前に、政治家のもくろみと彼女らの思いがどれほど隔たっているか、その真相を究明したいものだ。

著者は異性愛男性中心の韓国社会で、若い女性であり、同性愛者である。若さ、女性であることだけでも、声を上げにくいのに、そこに同性愛者という属性が加わり、現実の社会ではほとんどなきものにされている。そこから声を上げることがどれほど勇気のいることか。マイノリティ属性を仮に水深100メートルで数えるとすれば、どれほど深い海の底から海面に向かって上昇し、重い水圧を感じる体験であったろうかと思う。

どうか多くの読者がこの本を今の自分と、また今の日本と照らし合わせて読み、彼女が中心になって明らかにしてくれたこと、「産婦人科」という名づけがどんな女性を排除しているのか、どれほど女性の自己決定権を奪っているかを知ってほしい。

わたしはこの本に出てくる韓国の処女膜再生手術に驚き、「まさか日本でいまさらこんなことはないだろう」と高をくくりインターネットで調べたところ、今の日本でも16万もかけて処女膜再生手術をしているという、とんでもない事実を知り、ビックリ仰天した。

この本を、レズビアンを初めとする大勢の女性たちが「わたしだけじゃなかったんだ」「日本も同じだったんだ」という共感・認識を得て、このテーマを近くの人と話せるような機会が持てれば、それが著者とこの本を翻訳し出版してくれた人たちへの何よりのプレゼントになるだろう。

著者
イ・ウネ（Lee Eunhye）

レズビアンフェミニスト。2021年、韓国芸術総合学校放送映像科第17回卒業式兼定期上映会で上映されたドキュメンタリー「破っちゃっていい？」を制作した。そのドキュメンタリーと同じく「産婦人科」をテーマに、レズビアンたちにインタビューした原稿がこの本になった。女性を愛する女性であることを隠さなくてもいい世の中に生きたい。
——韓国放送芸術総合学校　放送映像科卒業
——短編ドキュメンタリー「不思議なレズのお葬式」監督、2022年ソウル国際女性映画祭（SIWFF＝シウフ）でシウフ賞受賞（公開予定）

翻訳
大島史子（Fuiko Oshima）

イラストレーター、漫画家。「ラブピースクラブ」コラムサイトでフェミニズムエッセイ漫画「主人なんていませんッ！」を連載。

医療監修
早乙女智子（Tomoko Saotome）

産婦人科医。1961年生まれ。筑波大学医学専門学群卒業。京都大学大学院博士。国立国際医療センターにて研修医、レジデント終了。2020年から神奈川県立足柄上病院産婦人科医師。専門はセクシュアル・リプロダクティブ・ヘルス・ライツ、人口問題。性別にかかわらず誰もが自分らしく健康的に生きることをサポートする医療、中絶を含めた「妊娠出産関連費用の無償化」を目指す。日本性科学会副理事長、認定セックスセラピスト。著書に、『LOVE・ラブ・えっち』（共著、保健同人社刊）、『女の子が大人になるとき』（少年写真新聞社刊）、『保健体育のおさらい』（自由国民社刊）などがある。https://saotometomoko.com/

解説
沢部ひとみ（Hitomi Sawabe）

1970年代、この国の女性同性愛者が「病気」で「ポルノ」だった時代に、アメリカでレズビアンフェミニストに出会う。以来、この異性愛男性優位社会で、女が女を愛し、女と生きることの意味を追究してきた。主著に『女を愛する女たちの物語』『百合子、ダスヴィダーニヤ　湯浅芳子の青春』。2007年に開いた「パフスクール」では、若い仲間と自己開示と対話の方法を学ぶ一方、トークイベント「日本Lばなし」を開催し、多様なレズビアンの群像を描き、過去・現在を未来へとつなぐ仕事に励んでいる。

ajuma booksはシスターフッドの出版社です。アジュマは韓国語で中高年女性を示す美しい響きの言葉。たくさんのアジュマ（未来のアジュマも含めて！）の声を届けたいという思いではじめました。猫のマークは放浪の民ホボがサバイブするために残した記号の一つ。意味は「親切な女性が住んでいる家」です。アジュマと猫は最強の組み合わせですよね。柔らかで最強な私たちの読書の時間を深められる物語を紡いでいきます。一緒にシスターフッドの世界、つくっていきましょう。

ajuma books 代表　北原みのり

産婦人科 #MeToo

2023年6月14日　第1版第1刷発行

著者　イ・ウネ
翻訳　大島史子
監修　早乙女智子
解説　沢部ひとみ

発行者　北原みのり
発行　(有)アジュマ
〒113-0033　東京都文京区本郷7-2-2
TEL　03-5840-6455
https://www.ajumabooks.com/

印刷・製本所　モリモト印刷

NDC367.1 160P 173×105 ISBN978-4-910276-14-4 C0098

価格はカバーに表示してあります。

落丁・乱丁本は、送料小社負担にてお取り替えいたします。
小社まで購入書店名とともにご連絡ください。
(古書店で購入したものについてはお取り替えできません)

ajuma books